Uta Noichl, Maximilian Noichl

Pesso für alle!

CIP-Medien

Uta Noichl, Maximilian Noichl

Pesso für alle!

Wie die Pesso-Therapie zu einem glücklichen, selbstbestimmten Leben verhilft

Illustrationen von Veronika Szücs

Psychosozial-Verlag

Bibliografische Information der Deutschen Nationalbibliothek

Die Deutsche Nationalbibliothek verzeichnet diese Publikation in der Deutschen Nationalbibliografie; detaillierte bibliografische Daten sind im Internet über http://dnb.d-nb.de abrufbar.

Originalausgabe

Gesetzlich vertreten durch die persönlich haftende Gesellschaft Wirth GmbH,
Geschäftsführer: Johann Wirth
Walltorstraße 10, 35390 Gießen, Deutschland
06 41 96 99 78 0
info@psychosozial-verlag.de
www.psychosozial-verlag.de

Umschlagabbildung: Illustration von Veronika Szücs
Umschlaggestaltung und Satz: Maximilian Noichl
Druck und Bindung: Druckhaus Bechstein GmbH
Willy-Bechstein-Straße 4, 35576 Wetzlar, Deutschland
Printed in Germany

ISBN 978-3-8379-2954-6 (Print)
ISBN 978-3-8379-7670-0 (E-Book-PDF)
ISSN 3053-5433 (Print)
ISSN 3053-5441 (Digital)

Inhalt

Hinweis: Aus Gründen der leichteren Lesbarkeit wird in diesem Buch die männliche oder weibliche Sprachform abwechselnd und gleichgewichtig verwendet. Natürlich ist die jeweils andere Sprachform dabei mitgedacht.

Einleitung

Albert Pesso und seine Frau Diana Boyden haben seit den 60er Jahren des letzten Jahrhunderts das Pesso-Boyden-System-Psychomotor-Therapieverfahren (PBSP) entwickelt.

Beide waren ursprünglich Tänzer und Tanzausbilder und legten großen Wert darauf, ihren Studenten Möglichkeiten aufzuzeigen, wie sie mit dem Körper und mit Gefühlsausdrücken ihre Botschaften im Ausdruckstanz dem Publikum mitteilen konnten.

Nach eigenen, eher frustrierenden Erfahrungen mit Psychotherapie begannen sie, experimentell ihre Erfahrungen aus dem Tanz zur Verbesserung der eigenen seelischen Befindlichkeit einzusetzen, und erlebten deutliche Fortschritte und eine wachsende Zufriedenheit. Beide gewannen daraus die Erkenntnis, dass die schädigende Erfahrung, aber auch die Lösung derselben im Körper vorhanden ist und dass eine neue, positive Erfahrung für den Klienten um so besser möglich ist, je genauer sich der therapeutische Prozess an der Körpererfahrung orientiert.

Dabei bestätigte sich ihre Idee, dass im Körper die alten negativen Erfahrungen gespeichert waren und dass eine neue positive Erfahrung in der Interaktion mit einem Gegenüber, das die Bedürfnisse in geeigneter Weise beantwortet, zu einer deutlichen Verbesserung des therapeutischen Prozesses und in Folge zu einer Verbesserung des seelischen Zustands führte. In dieser Phase der Entwicklung der PBSP wurde während der therapeutischen Arbeit kaum gesprochen — der Körper übernahm das „Sprechen“.

In den therapeutischen Gruppenarbeiten übernahmen Mitklienten als Rollenspieler die Figur des „realen Vaters“, der „realen Mutter“ usw. und andere die Figur des „idealen Vaters“, der „idealen Mutter“ usw., wofür sie mit der Zeit immer genauer durch den Klienten mithilfe des Therapeuten angeleitet wurden, weil die genaueste Passform – also die am meisten gewünschte Reaktion – für die größte Zufriedenheit beim Klienten sorgte.

In der Entwicklung der PBSP zeigte sich, dass die genaue Wiederholung der alten, schädlichen Erfahrung weniger wichtig war, als vielmehr die richtige Passform für die neue, heilsame Erfahrung zu finden. Mithilfe des „Zeugen“ konnte diese genaue Passform mit dem Klienten gefunden werden, indem sowohl die Körperinformation als auch das Wissen des Klienten für die Entwicklung dieser Passform genutzt werden konnte.

Indem Albert Pesso und Diana Boyden zum körperlichen Ausdruck auch Sprache und Gefühle in die Arbeit integriert haben, ist ein ganzheitliches Therapiekonzept entstanden. Mit dieser Therapie können alte negative Erfahrungen verstanden und bearbeitet und durch die Entwicklung einer „neuen Vergangenheit“ neue Möglichkeiten im Denken, Handeln und Fühlen entdeckt werden. Durch die Einführung des „Löcher in den Rollen“-Konzeptes konnte später sogar eine generationsübergreifende Therapieweise entstehen, die die Mangelsituationen in der Familiengeschichte und der persönlichen Geschichte der Eltern oder Großeltern bearbeiten kann. Für die Therapie ist es wichtig, auch diese Aspekte zu berücksichtigen, da sie Auswirkungen auf die Entwicklung des Klienten bis in die Gegenwart haben können.

PBSP oder Pesso-Therapie wird heute in vielen Ländern gelehrt und auch als Psychotherapieform in Gruppen- oder Einzeltherapie angewandt.

Danksagung

Mein Dank gilt Leonhard Schrenker, der durch seine überzeugende Einführung in die Pesso-Therapie beim CIP-Kongress 2012 meine Neugier für diese Therapieform geweckt hat.

Mein Dank gilt natürlich Albert Pesso und Lowijs Perquin, bei denen ich das große Glück hatte, die Pesso-Therapie erlernen zu können. Und ich möchte mich bei Professor Sulz bedanken, der durch seine Hilfe und Unterstützung dieses Buch überhaupt erst ermöglicht hat.

Dr. Uta Noichl, 2019

Form und Passform

Bei der Arbeit mit ihren Tanzschülern machten Pesso und Boyden die Erfahrung, dass manche Tänzer die technische Ausführung der Tanzbewegungen zwar beherrschten, sie aber völlig ausdruckslos ausführten. Dabei entdeckten sie, dass hinter diesen Schwierigkeiten alte Erfahrungen aus der Kindheit oder Jugendzeit verborgen waren, die erst erinnert und erkannt werden konnten, wenn eine weitere Person, eine dazu passende Bewegung ausführte, z.B. ein Zurückzucken, wenn jemand eine Schlagbewegung ausführte. Je genauer diese Bewegung an die ursprüngliche angepasst war, desto effektiver war der Erkenntnisgewinn.

In der Therapie sind es nicht nur Bewegung, sondern auch Sprache und Gefühle, die zu den Bedürfnissen des Klienten in genau passender Interaktion stattfinden müssen. Pesso nannte diese Art von Rollenspiel Akkomodation.

Unsere grundlegendsten Bedürfnisse sind bei uns allen sehr ähnlich. Von frühester Kindheit an verfügen wir über Fähigkeiten, die es uns erlauben, unsere Bedürfnisse durch geeignetes Verhalten unserer Umwelt mitzuteilen.

Wenn z.B. ein Säugling Hunger hat, dann wird er zuerst körperlich unruhig und fängt an, nach der Brustwarze zu suchen. Kann er sie nicht finden, so fängt er an zu weinen. Wird er jedoch gestillt, dann trinkt er, bis er satt ist, beruhigt sich und ist wieder zufrieden.

In der Pesso-Therapie sprechen wir dann davon, dass für die Form des Bedürfnisses die richtige Passform gefunden worden ist. Wie der Säugling erwarten wir alle, dass unsere Bedürfnisse von unserer Umgebung gesehen, verstanden und dann auch passend beantwortet werden. Wenn dies beim Säugling in idealer Weise gelingt, wird nicht nur das Bedürfnis befriedigt, sondern er merkt sich auch die Erfahrung der Wertschätzung des Bedürfnisses, sodass bei ihm die Hoffnung und Erwartung entsteht, dass das auch in Zukunft so geschieht. Das Kind lernt, dass seine Bedürfnisse und Gefühle in Ordnung sind, dass sie sein dürfen, einen Namen haben, ihn nicht erschrecken müssen und dass sie auch wieder vorübergehen: Wenn das Kind gefüttert wird, dann hört das Hungergefühl auch wieder auf.

Diese Bedürfnisse und ihr Ausdruck (also die Form) sind uns von Natur aus mitgegeben und sichern auf optimale Weise von Anfang an die körperliche und psychische Entwicklung.

Voraussetzung dafür ist allerdings, dass die Eltern ihnen die richtige Passform bieten. Nach Pesso können wir uns also optimal entwickeln, wenn unsere kindlichen Bedürfnisse von

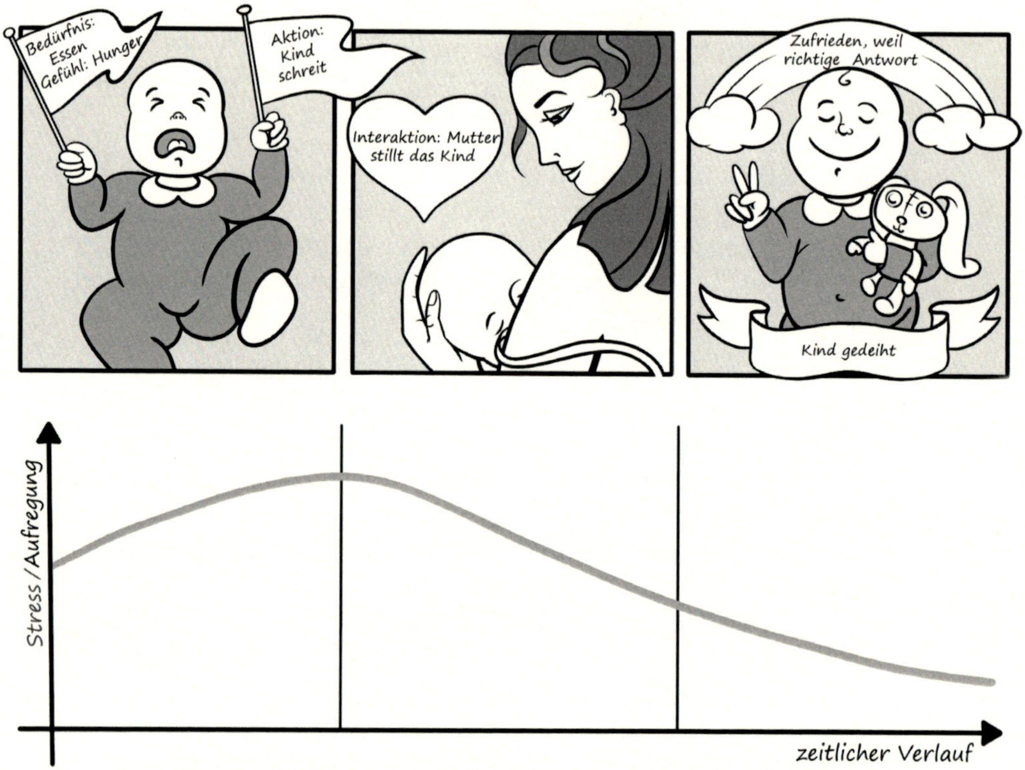
Bedürfnis:
Essen
Gefühl: Hunger
Aktion:
Kind
schreit
Interaktion: Mutter
stillt das Kind
Zufrieden, weil
richtige Antwort
Kind gedeiht
Stress / Aufregung
zeitlicher Verlauf

Der Säugling ist aufgeregt. Er hat Hunger und braucht die richtige Reaktion auf sein Bedürfnis. Wenn die richtige Antwort erfolgt, ist er wieder beruhigt.

der richtigen Person, zur richtigen Zeit und in idealer Form befriedigt werden. Diese guten Erfahrungen werden verinnerlicht und sie prägen unsere spätere Persönlichkeitsstruktur.

Dadurch, dass dem Verhalten des Kindes die adäquaten Passformen entgegengesetzt werden, kann es zu der Grundüberzeugung gelangen, durch eigene Aktionen seine Umwelt steuern und regulieren zu können. So lernt es, seine Bedürfnisse selbst zu befriedigen oder sogar deren Befriedigung eine Zeit lang aufschieben zu können, weil es auf die Sicherheit der Welt und seine menschlichen Beziehungen vertrauen kann. Wenn wir unangenehmen Reizen ausgesetzt werden, die wir nicht kontrollieren können, so schränkt das langfristig unsere Fähigkeit ein, die Initiative zu ergreifen.

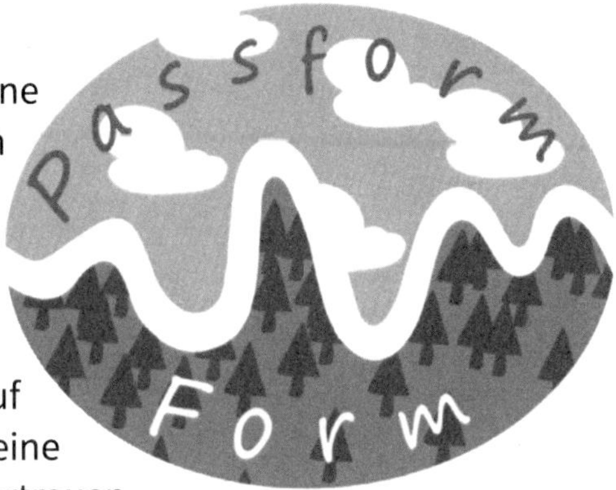

Aber nicht nur unsere Fähigkeit zur Befriedigung unserer eigenen Bedürfnisse, sondern auch die Fähigkeit, sensibel für die Bedürfnisse der anderen zu sein und angemessen auf sie reagieren zu können, hängt von unserer Vorgeschichte ab. Wenn unsere Entwicklung optimal verläuft, so können wir „werden, wer wir wirklich sind".[1] Unsere genetische Ausstattung treibt uns an, dieses wahre Selbst zu entwickeln, und hält bei seiner Erfüllung, Freude, Befriedigung, Sinn und Verbundenheit dafür bereit.

Nach Pesso kommt der Antrieb, die Energie aus unseren Genen selbst, die sich in uns verwirklichen wollen, die unsere Art erhalten und auch das Leben auf dieser Erde selbst verbessern wollen.

1 Vgl. Pesso et al. (2008).

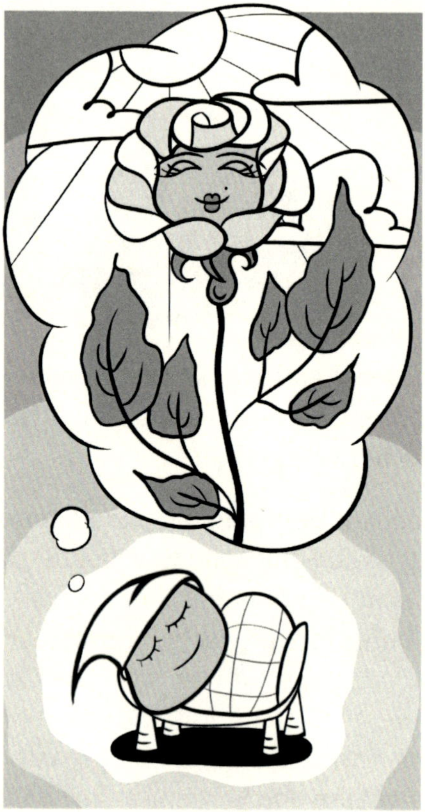

So wie ein kleiner Rosensame schon die ganze Information der prächtigen Rose in sich trägt, die am richtigen Standort zur vollen Blüte heranreift und Samen entwickelt und mit ihrer Schönheit und ihrem Duft Gutes in die Welt bringt.

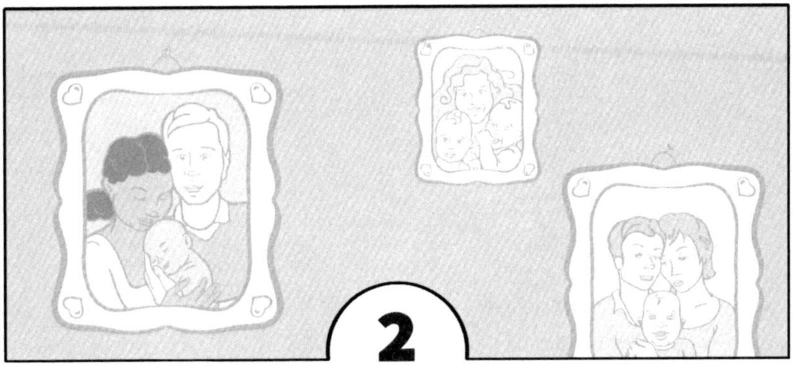

2 Autonomie

Das Wort „Autonomie“ kommt aus dem Altgriechischen und bedeutet „Selbstbestimmung“. In der Psychotherapie wird dieser Begriff verwendet, um einen Zustand der Selbstständigkeit zu beschreiben, in dem wir in der Lage sind, gut für uns selbst und andere zu sorgen und freie Entscheidungen zu treffen. Nach Pesso entsteht Autonomie erst durch körperliche Erfahrungen, dann durch symbolische Erfüllung. Dafür sind fünf Entwicklungsschritte zu meistern.

1. Unsere Grundbedürfnisse

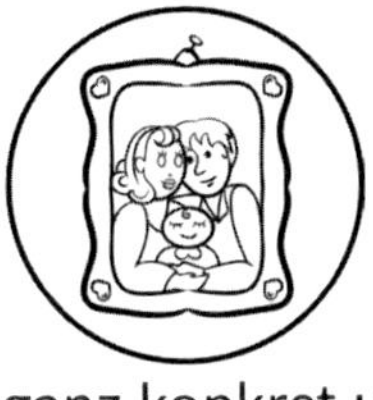

In der Pesso-Therapie gehen wir von fünf Grundbedürfnissen aus, die erfüllt werden müssen, damit ein Kind gedeihen kann: Es braucht einen Platz, Nahrung, Unterstützung, Schutz und Grenzen. Diese Grundbedürfnisse sind zuerst ganz konkret und beziehen sich auf Dinge, die der Körper des Kindes benötigt, um sich entwickeln zu können. Aber darüber

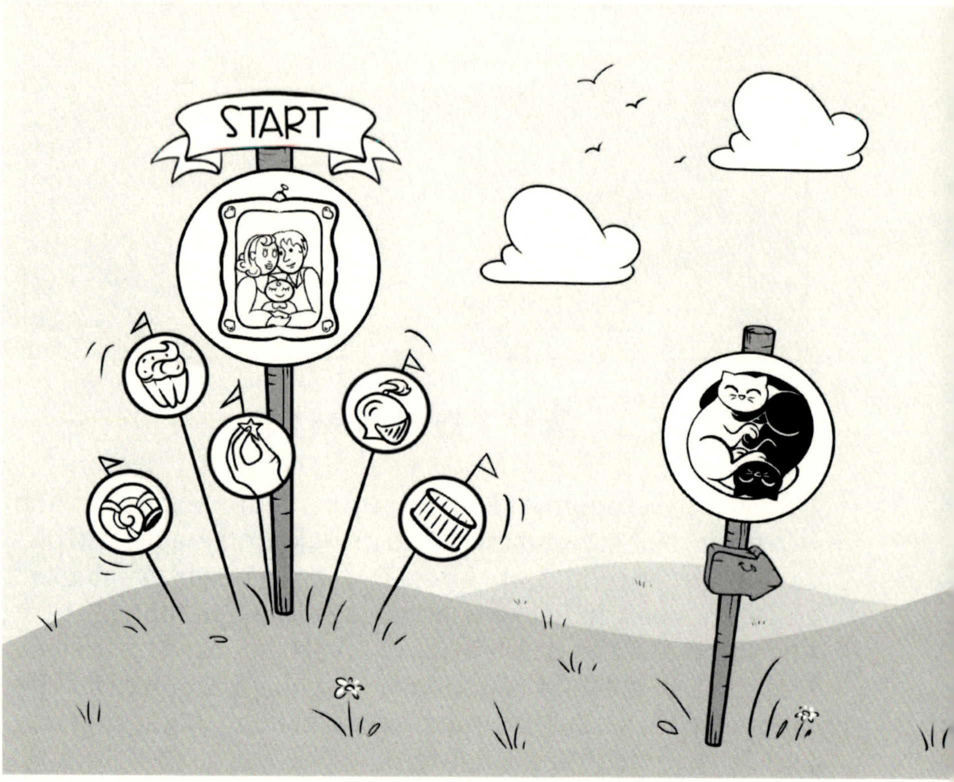

hinaus enthalten sie auch eine symbolische Komponente, die von der Weise bestimmt wird, auf die die Eltern mit, über und für das Kind sprechen. Letztendlich sind die Erfahrungen des körperlichen und des symbolischen Versorgtseins Voraussetzungen dafür, sich irgendwann selbst versorgen zu können, also Autonomie zu erringen. Nur wenn wir diese ersten zwei Phasen des körperlichen und symbolischen Versorgtseins durchlaufen oder nachgeholt haben, können wir im dritten

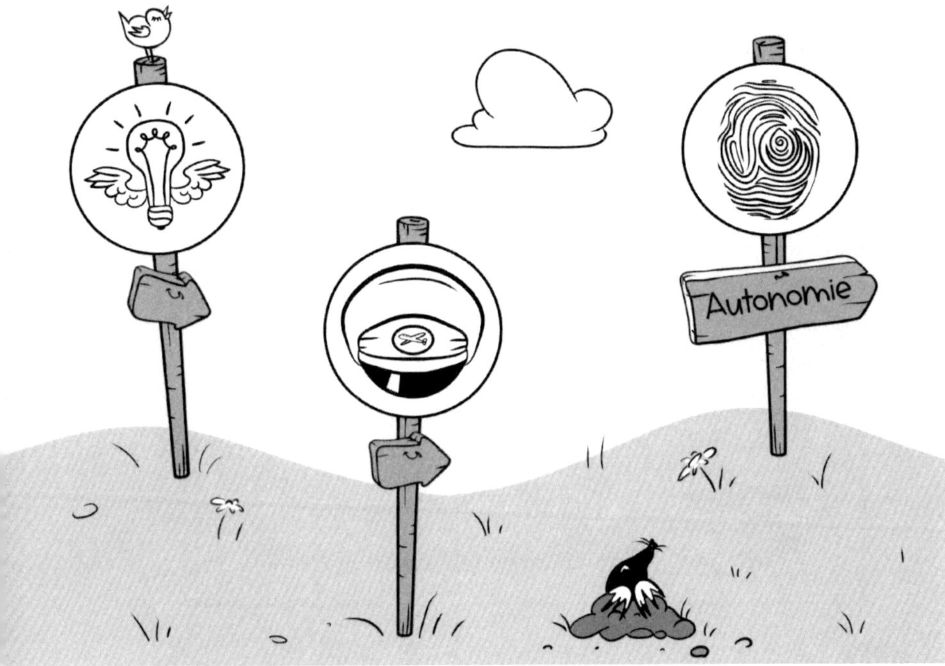

Schritt selbst für unsere Bedürfnisse sorgen. Zwar können Eltern nicht immer die Grundbedürfnisse vollauf befriedigen, also der Form des Bedürfnisses die optimale Passform entgegensetzen, aber durch die große Anpassungsfähigkeit, die wir Menschen haben, können sich Kinder auch gut entwickeln, wenn sie nicht die optimalen Bedingungen vorfinden, solange diese nur gut genug sind.

Platz

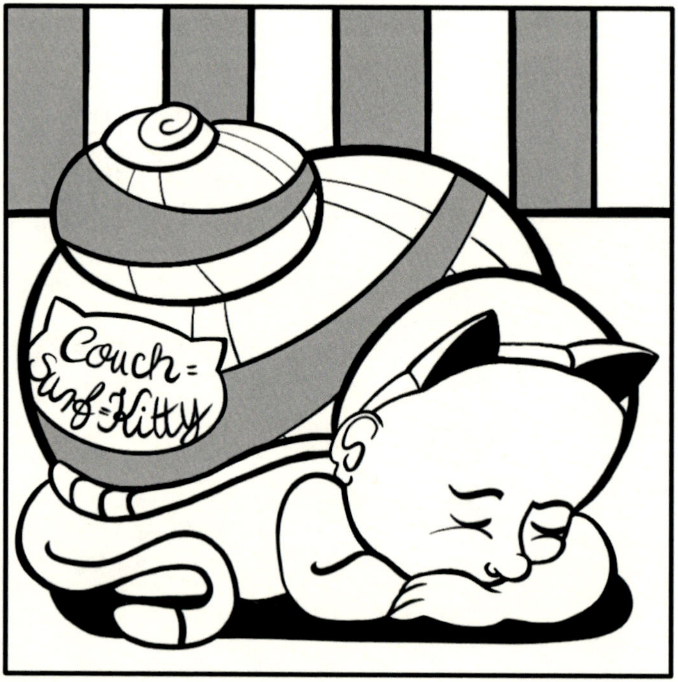

Jedes Kind braucht ganz konkret einen Platz, an den es gehört. Sein erster Platz ist die Gebärmutter seiner Mutter. Später braucht es dann seinen Platz im Haus der Eltern, am Küchentisch und in der Geschwisterfolge. Symbolisch braucht es einen Platz in den Herzen seiner Eltern. Irgendwann muss es selbst einen guten Platz in der Welt finden und ein Gefühl von Daseinsberechtigung entwickeln und seinen Körper in Verbundenheit mit anderen als guten Platz erfahren.

Nahrung

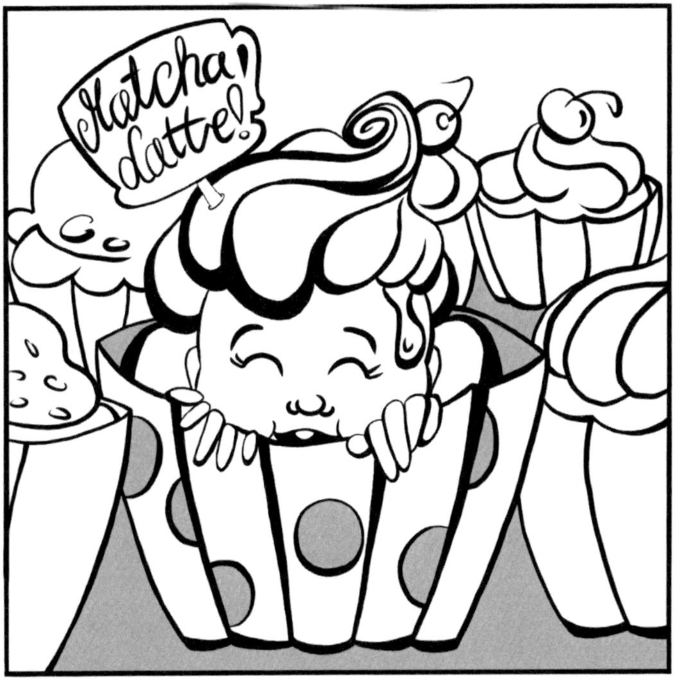

Jedes Kind muss ernährt werden. Anfangs über die Nabelschnur direkt mit der Mutter verbunden, wird es nach der Geburt von ihr gestillt, und noch lange Zeit sind die Eltern für eine gute Ernährung des Kindes verantwortlich. Aber Nahrung bedeutet auch symbolische Nahrung, also die Bereitstellung emotionaler Ressourcen wie Zuwendung, Wertschätzung und Liebe. So wie die Selbstständigkeit wächst, lernt das Kind, sich selbst satt und zufrieden zu halten, sich selbst mit Zuwendung und Liebe zu begegnen und diese Liebe auch an andere weitergeben zu können.

Unterstützung

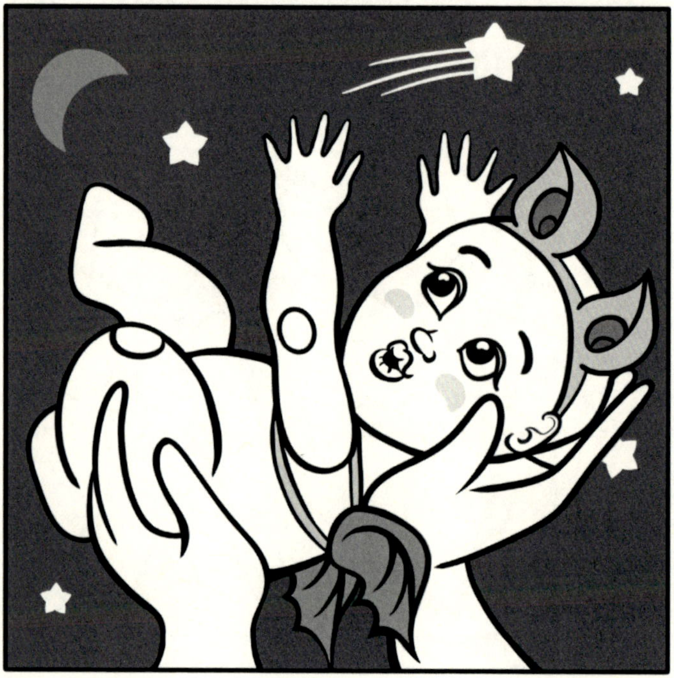

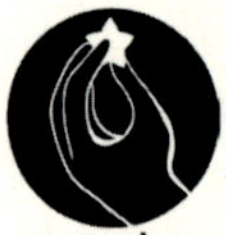

Jedes Kind muss von den Eltern getragen werden. Sein Kopf muss gehalten werden, sodass sein Nacken keinen Schaden nimmt. Wenn es gehen lernt, muss es von den Eltern gestützt werden. Symbolisch braucht es, bis es erwachsen wird, Halt und Unterstützung durch die Eltern und das Gefühl, dass diese „hinter ihm stehen“. Schließlich muss es für sich selbst stehen können und auf seine eigene Standhaftigkeit vertrauen, sodass es auch anderen Unterstützung geben kann.

Schutz

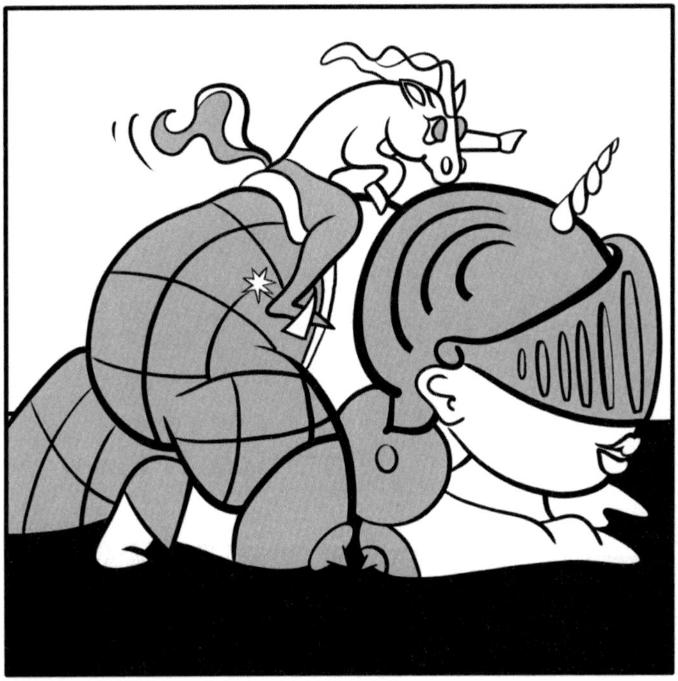

Zuerst ist das Kind geborgen in der Gebärmutter. Nach der Geburt müssen die Eltern darauf achten, dass seinem noch empfindlichen Körper nichts passiert. Später schützen sie das Kind vor den körperlichen Übergriffen seiner Altersgenossen und helfen, seine Rechte zu verteidigen, bis es die Fähigkeit zum Selbstschutz erringt. Diese Fähigkeit erlaubt es ihm dann, Konflikte erleben und aushalten zu können und trotzdem in einem Gefühl von Geborgenheit und Sicherheit zu leben und sich entspannen zu können. So kann es dann auch anderen, Schwächeren Schutz bieten.

Grenzen

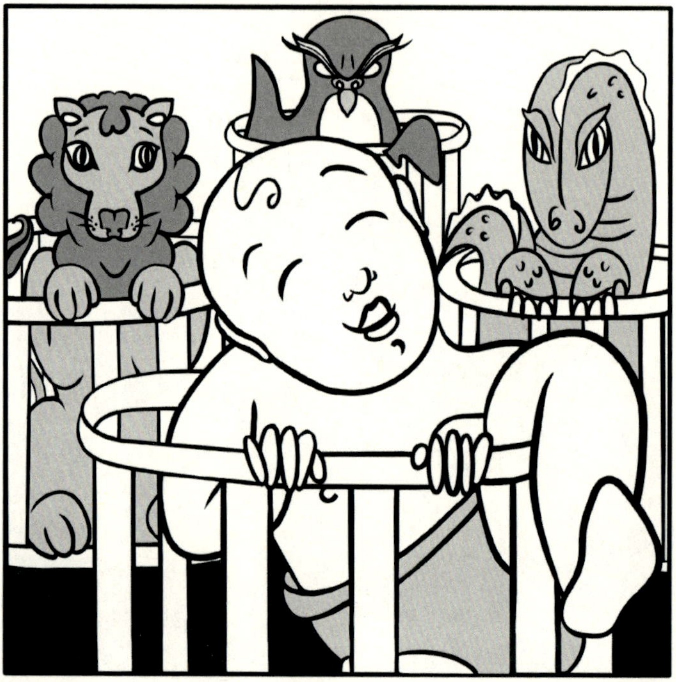

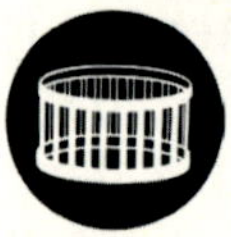

Die kraftvollen, natürlichen Anlagen des Kindes, die die instinktive Basis für das Überleben des Individuums und der Art bilden, müssen Begrenzungen finden, um das Leben in der Gemeinschaft zu erleichtern. Aggressive und sinnlich-sexuelle Antriebe sollen von den Eltern umsichtig und liebevoll begrenzt werden, damit das Kind seine Anlagen ohne Angst vor Kontrollverlust und ohne Allmachtsgefühle nutzen kann und zu einem guten Umgang mit seiner Aggression und seiner Sexualität findet.

2. Integration der Polaritäten

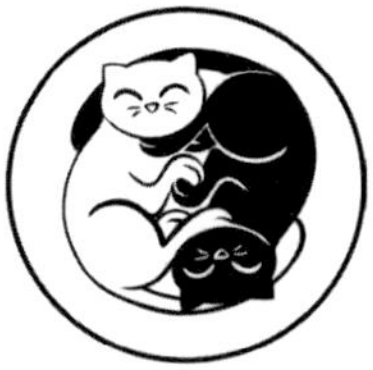

Damit unsere Entwicklung gut verläuft, Ist es im zweiten Entwicklungsschritt notwendig, dass wir unsere Polaritäten gut integrieren können, also zu einem guten Umgang mit den in uns ruhenden Gegensätzen finden. Durch die lange und wechselvolle Geschichte unserer Entwicklung und unserer Umwelt, können sich viele Widersprüche auftun, mit denen es einen Umgang zu finden gilt. An erster Stelle sind unter diesen unsere Erbanlagen zu nennen. Wir gehen alle aus der mütterlichen Eizelle und der väterlichen Samenzelle hervor. Beide Zellen verschmelzen miteinander, und dadurch erhält jeder Mensch eine einzigartige Mischung aus den Genen seiner Eltern. Daraus ergibt sich unsere Einzigartigkeit und unsere Verbundenheit mit unseren Vorfahren. Wenn unsere Eltern in Liebe verbunden sind und bleiben, dann können die ererbten Anlagen integriert und ausbalanciert werden und wir können uns mit ihnen identifizieren: Von unseren beiden Eltern können wir lernen, wie wir mit der uns eigenen körperlichen Konstitution umgehen können.

Wenn jedoch jemand seinen Vater oder seine Mutter nicht kennengelernt hat, oder die väterlichen oder mütterlichen Anteile vom anderen Elternteil abgelehnt werden, wie das bei Scheidungskindern vorkommen kann, dann gelingt diese Integration nur schwerlich: Ein Teil von uns bleibt ungelebt oder abgelehnt. So kann ein Gefühl von Unvollständigkeit entstehen. Genauso haben wir eine Reihe von Fähigkeiten, die als gegensätzlich wahrgenommen werden können. So können wir einen künstlerischen, intuitiven Zugang zu den Dingen entwickeln, oder uns kann ein eher rationaler, intellektueller

Stil näher liegen. Wir können rationale Einschätzungen treffen, aber auch emotional reagieren, Spontaneität zulassen oder darauf bestehen, uns alles bewusst zu machen. Alles davon kann richtig sein, und uns allen können diese Fähigkeiten in unterschiedlichem Maße zu eigen sein.

Wenn nun aber die Eltern einen Teil der Fähigkeiten des Kindes nicht würdigen, wird das Kind Schwierigkeiten haben, diese Teile des Selbst zu akzeptieren und zu nutzen. Wenn z.B. Intellekt oder Kreativität in einer Familie nicht für wertvoll erachtet werden, so können diese Fähigkeiten nicht gut genutzt werden. Das kann auch in Schulen geschehen, in denen Kindern frühzeitig das Malen und Singen durch Bewertungen oder andere Einengungen verleidet werden. Wenn wir aber als Kinder die Welt frei erkunden dürfen, dann können die uns eigenen Wahrnehmungen und die uns entsprechenden Handlungen in allen Kombinationen gut integriert werden.

Wir brauchen eine ruhige Akzeptanz und einen sicheren Gebrauch aller Körperöffnungen, die in das „Ausscheiden“ und „Aufnehmen“ involviert sind. Häufig sind Schamgefühle Folge einer ungenügenden Integration von „Ausscheiden“ und „Aufnehmen“, die womöglich bereits bei den Eltern nicht gelungen ist, und die sich etwa über die aufgezwungene Aufnahme von Essen, fanatische Hygiene oder durch sexuellen Missbrauch entwickelt haben. Sie verleiden dann den lustvollen Gebrauch der Sinne, das genüssliche Riechen, Schmecken, Berühren, Sehen oder Hören. Ebenso kann das „Ausscheiden“ z.B. beim Urinieren, Stuhlgang, Menstruation, Stillen, Ejakulation etc. durch Erfahrung von Beschämung und Erniedrigung empfindlich gestört sein. Es ist leicht vorstellbar, was eine zu frühe und zu strenge Sauberkeitserziehung bei Generationen von Kindern für Störungen angerichtet hat.

Auch die Polaritäten von Männlichkeit und Weiblichkeit wollen integriert sein, denn auch als Frauen haben wir „männliche" und als Männer „weibliche" Anteile. Wir haben sowohl männliche als auch weibliche Hormone, und sowohl von unseren männlichen wie von unseren weiblichen engen Verwandten haben wir Persönlichkeitszüge übernommen. Es ist wichtig, auch diese gegengeschlechtlichen Anteile annehmen zu können und trotzdem zu einem guten Umgang mit unserer eigenen Sexualität zu finden. Wir können uns unschwer vorstellen, wie schwierig es für ein Kind sein kann, wenn es sich nicht seinem (gefühlten) Geschlecht entsprechend verhalten darf oder versuchen muss, (Geschlechter-)Rollen einzunehmen, die ihm nicht entsprechen. Letzteres kann auch geschehen, wenn ein Kind ein Elternteil früh verliert. Dabei wird oft der verlorene Elternteil durch ein magisches omnipotentes, inneres Elternteil ersetzt, was zu großem Misstrauen gegenüber Stiefeltern führen und das Kind zu einer Art magischem „Partner" für den Vater oder die Mutter werden lassen kann, unabhängig von seinem eigenen Geschlecht.

3. Entwicklung des Bewusstseins

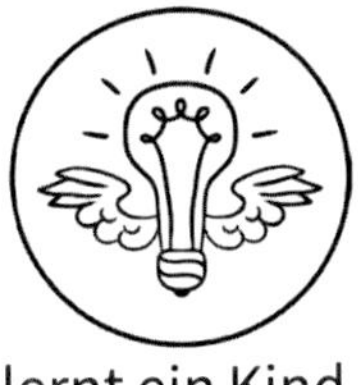

Unsere ersten Gefühle erleben wir namenlos. Erst später lernen wir, unseren Empfindungen Worte zuzuordnen. Es ist wichtig, dass Eltern ihren Kindern beibringen, Gefühle, körperliche Reaktionen und die Umwelt zu benennen. Dabei lernt ein Kind, dass es Gefühle hat und welche Gefühle sich wie anfühlen. Bei der richtigen Reaktion auf seine Gefühle lernt es, mit ihnen umzugehen. Wenn die Eltern dem Gefühl, auch wenn es z.B. Wut ist, positiv zugewandt sind, es freundlich benennen, es auch sicher und ruhig begrenzen, dann lernt das Kind, dass dieses Gefühl erlaubt ist, gezeigt und benannt werden darf.

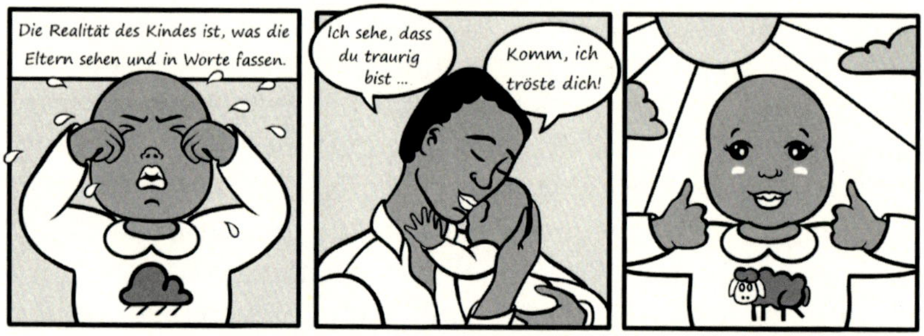

Damit wird es möglich, dass Sprache wie ein weiterer Sinn wirkt, da das bloße Benennen ein Bild vor unser inneres Auge bringt und unser Körper darauf reagiert. Werden Gefühle abgelehnt, nicht oder falsch gedeutet und benannt, so können Kinder sie später nicht wahrnehmen und benennen oder sie ziehen die falschen Konsequenzen aus ihren Wahrnehmungen. Manchmal erleben sich Menschen dann als schlecht, wenn sie diese abgelehnten Gefühle empfinden.

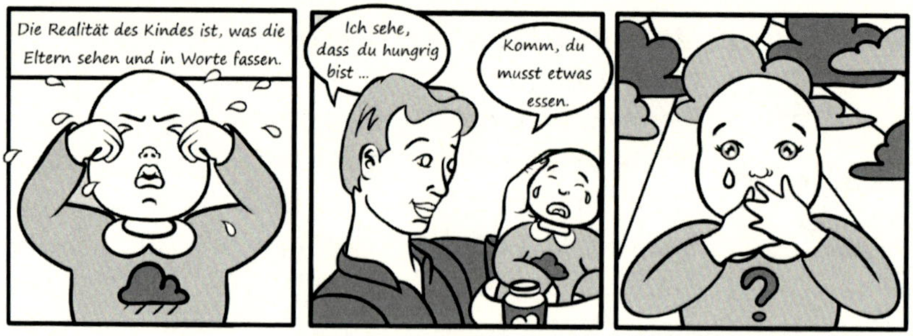

4. Entwicklung des Piloten

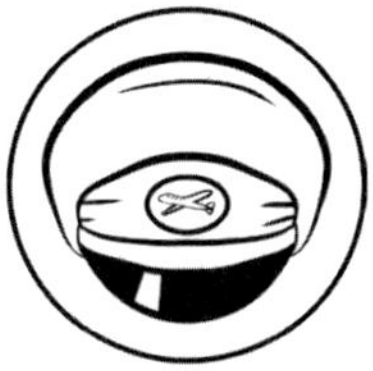

Pesso hat den Begriff des „Piloten“ als Metapher für die höchste Instanz des Bewusstseins, Entscheidens und Handelns geprägt. Dabei hatte er das Bild eines Flugkapitäns vor Augen, der ein großes Passagierflugzeug sicher ans Ziel steuert, indem er gleichzeitig alle Monitore überwacht, mit seinem Wissen und seinen Erfahrungen aus der Vergangenheit abgleicht und diese Informationen aus dem Hier und Jetzt und aus der Vergangenheit ständig in seine Handlungen einfließen lässt.

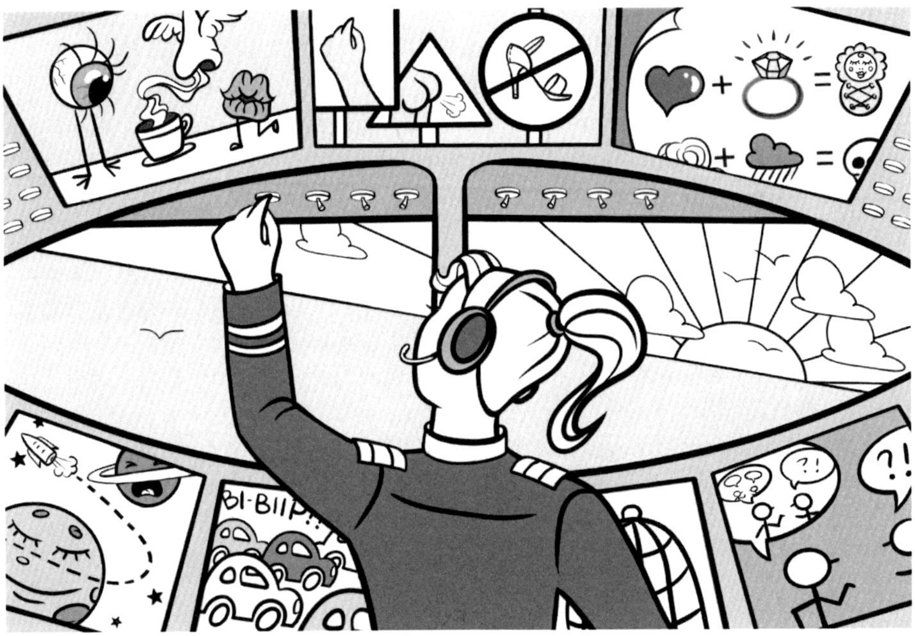

Er beobachtet zugleich die Sinneserfahrungen und die Emotionen, beaufsichtigt die Einhaltung der erlernten Regeln und gleicht das Geschehende mit den Deutungsmustern aus seinen Erinnerungen ab. Der „Pilot" ist also das Zentrum, in dem alle Informationen aus dem Hier und Jetzt, aber auch aus dem Gedächtnis einlaufen und das diese bewertet und Aktionen einleitet und ausführt. Der Pilot ist die Instanz, die alle Aspekte unseres Seins bewusst organisiert und zu unserem Wohle und dem Wohl derer, die wir lieben oder die uns anvertraut sind, koordiniert. Ein guter Erziehungsstil, bei dem das Kind Initiative, Verantwortung und Autonomie lernen kann, fördert die Entwicklung des Piloten.

5. Verwirklichung unserer Einzigartigkeit

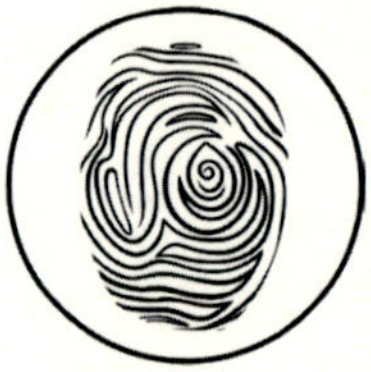

„Wir sind geboren, um in einer unperfekten Welt, die sich endlos entfaltet, glücklich sein zu können, und in dieser Welt sind wir die Vollziehenden dieser kosmischen Entfaltung", sagt Pesso.[2] Unsere Einzigartigkeit zeigt sich in unseren Fähigkeiten, Talenten, Neigungen, besonderen Begabungen, unserem individuellen Temperament. Sie wird selbstverständlicher Bestandteil unserer Persönlichkeit und findet in unserem Leben Wirklichkeit und Erfüllung. Wir haben eine innere Berufung in uns: *Unsere Natur treibt uns dazu, zu werden, wer wir wirklich sind* – und damit unseren ganz persönlichen, einzigartigen Beitrag zur Entwicklung allen Seins zu leisten. Es gibt einen inneren Wunsch, etwas in die Welt zu geben, dass unsere eigene Existenz überdauert und unser Leben sinnvoll macht.

2 Eigene Übersetzung, zitiert nach Winnette und Baylin (2017), S. 97.

3

Störungen aus der Sicht der Pesso-Therapie

Aus Sicht der Pesso-Therapie können Störungen in der Entwicklung, aber auch in der Entfaltung eines Menschen durch die im Folgenden erläuterten Ursachen auftreten.

Störungen als Folge grundlegender Defizite

Wenn Eltern die Bedürfnisse und Gefühle des Kindes nicht wahrnehmen, emotional oder körperlich nicht präsent sind oder sich abwenden, dann fühlt sich das Kind nicht gesehen, alleine gelassen und ausgeliefert. In der Pesso-Therapie sprechen wir davon, dass seinem Bedürfnis die richtige Passform fehlt. Es kann passieren, dass das Kind von der Intensität seiner Empfindungen, die ihm bedrohlich erscheinen, überflutet wird. Um diese Gefühlsfluten auszuhalten, entwickelt es Strategien, mit denen es sie kontrollieren und abwehren kann. Für das Kind ist das oft die beste Art, mit seinen Mangelerfahrungen umzugehen. Aber auf lange Sicht nimmt es dadurch eine depressive und resignierte Grundhaltung gegenüber der Welt ein. Die Defizite bei den verschiedenen Grundbedürfnissen führen zu spezifische Veränderungen in der Entwicklung.

1. Defizite bei der Befriedigung der Grundbedürfnisse

Fehlt dem Kind etwa ein ihm zugehöriger Platz, so kann sich dies in einem Mangel an Zugehörigkeit oder Verbundenheit äußern: Ständig wird es nach Sinn suchen, ohne je einen Platz im Leben zu finden, sich emotional zu binden oder sich an einem Ort wohlzufühlen.

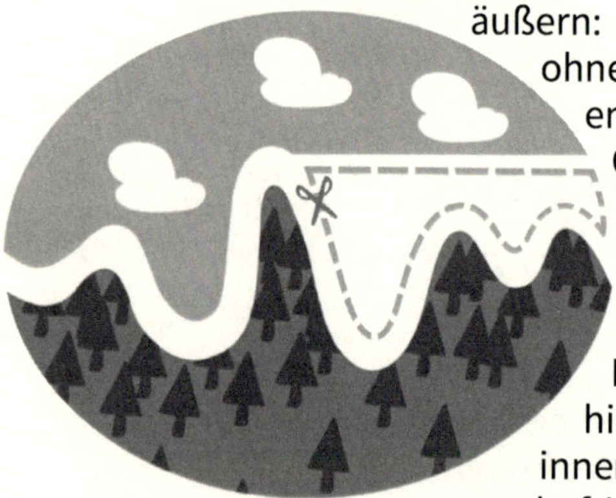

Gefühle von Leere und Wertlosigkeit sowie die ständige Sehnsucht, gesehen zu werden, können auf ein Defizit beim Bedürfnis nach Nahrung hindeuten. Die zugehörige Mangelerinnerung wird dann womöglich durch Ersatzbefriedigungen, etwa durch übermäßiges Essen, Suchtverhalten oder ein übertriebenes Bedürfnis nach Anerkennung, kompensiert.

Ein Mangel an elterlicher Stütze hat direkte körperliche Folgen: starke körperliche Verspannungen im Rücken- und Lendenbereich. Aber auch mangelndes Selbstvertrauen, Unsicherheiten, Ängste vor Leistungsversagen und Überforderung, sowie eine Tendenz zu negativen inneren Erwartungshaltungen können die Folgen sein.

Fehlte es hingegen zum falschen Zeitpunkt am richtigen elterlichen Schutz, so führt das oft zu Gefühlen von Ohnmacht,

Hilflosigkeit oder Machtlosigkeit. Auch Probleme mit körperlicher Nähe und starke körperliche oder psychosomatische Beschwerden, Ängste vor intensiven Empfindungen und starke Selbstschutz- und Selbstlimitierungsmuster zählen zu den typischen Folgen.

Hat das Kind schließlich keine adäquaten Grenzen erfahren, so neigt es später vielleicht dazu, die Bedürftigkeit, Fehler oder Schwächen anderer zu entwerten. Es bildet eine perfektionistische Anspruchshaltung aus. Aber hier sind auch genau gegenteilige Muster möglich, wie eine mangelnde Impulskontrolle, Tendenzen von Destruktivität gegen sich oder andere, eine ausgeprägte Neigung zur Manipulation, Grenzüberschreitungen, das Ausagieren von Aggression und Sexualität in einem Rahmen, der für andere schnell unangenehm wird.

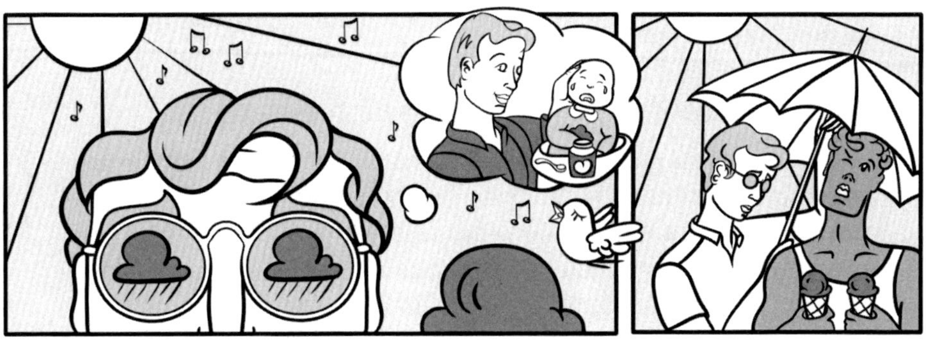

Wir sehen die Gegenwart immer durch die Brille unserer genetischen Natur und gefärbt durch die Linse der Erinnerungen, z.B. durch unbefriedigte Grundbedürfnisse in der Vergangenheit. Die Pesso-Therapie bietet die Möglichkeit, die in der

Kindheit unbefriedigten Interaktionen, die wir manchmal im Erwachsenenalter bei unserem Partner, den Kindern oder bei der Arbeit suchen, mithilfe einer positiven, lebensbejahenden symbolischen Erinnerung nachzuholen. Diese kann dann wie eine Art Gegengift zur realen Erinnerung wirken.

2. Defizite bei der Integration der Polaritäten

Wenn die Integration der Polaritäten durch die Störungen in den Interaktionen nicht gelingt, so kann das zur Entwicklung von Unvollständigkeitsgefühlen führen. Kinder, die aus den im letzten Kapitel beschriebenen Gründen nicht alle Teile ihrer Persönlichkeit annehmen können, werden Schwierigkeiten haben, ihr volles Potenzial auszuleben. Da das Bedürfnis nach Integration der Polaritäten, nach dem Gefühl, „ganz zu sein", nicht verschwindet, wird es immer wieder ins Bewusstsein dringen und dort ausgeblendet, herabgewürdigt oder sogar bekämpft werden müssen.

3. Defizite bei der Entwicklung des Bewusstseins

Die Sprache ist die Fähigkeit, die uns vielleicht am meisten von den Tieren unterscheidet. Sie versetzt uns in die Lage, ganz genau auf andere einzugehen und uns den anderen mitzuteilen. Je besser die Fähigkeit zur Sprache entwickelt ist, je genauer ich mich anderen mitteilen kann, desto größer wird die Chance, verstanden zu werden und auch andere zu verstehen. Mit der Sprache werden schon früh soziale Regeln, Werte und Normen vermittelt, die das Zusammenleben in einer Gemeinschaft erleichtern. Da Menschen eine tiefe Sehnsucht nach Gemeinschaft und Zugehörigkeit haben, ist es von elementarer Bedeutung, dass mit Kindern schon früh gesprochen wird.

Kinder, mit denen wenig gesprochen wird, haben es schwerer, sich selbst zu verstehen, sich mitzuteilen und sich in Gemeinschaften zurechtzufinden. Dass dies zusätzlich die schulische und berufliche Karriere behindern kann, verwundert sicherlich nicht.

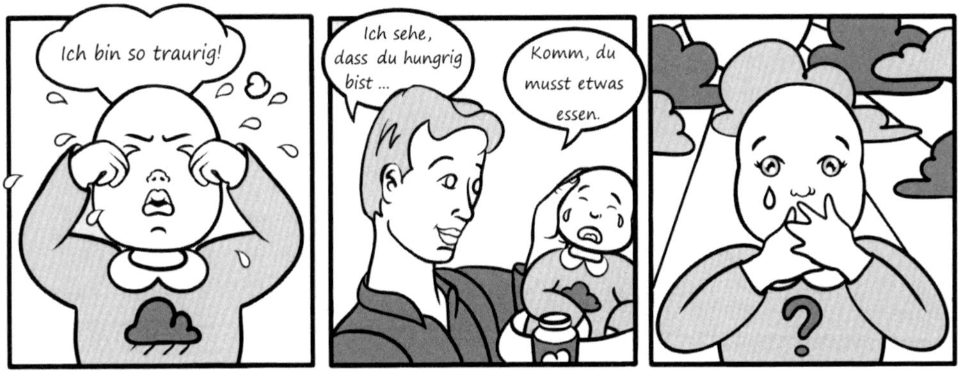
Ich bin so traurig!
Ich sehe, dass du hungrig bist ...
Komm, du musst etwas essen.

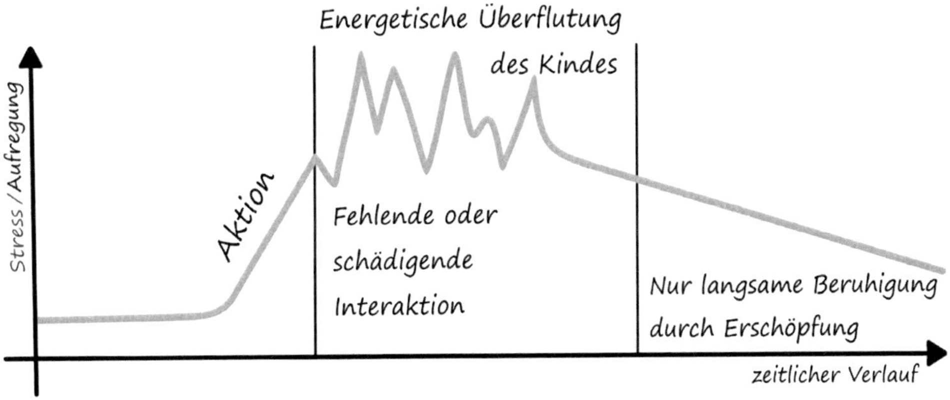

4. Defizite bei der Entwicklung des Piloten

Jede Information – sei sie aus dem eigenen Körper oder aus der Umwelt – wird ständig mit den schon gemachten Erfahrungen abgeglichen und bewertet. Kinder, die durch Überbehütung oder Vernachlässigung nicht darin unterstützt werden, eigene Problemlösungsstrategien zu entwickeln, ihre Pläne und Wünsche anderen mitzuteilen und entsprechend zu handeln, werden Mühe haben, wirkliche Autonomie zu erlangen. Erst das spielerische Ausprobieren, das den altersgerechten Gegebenheiten entspricht, bietet die Grundlage dafür, später die leiblich gemachten Erfahrungen und die dabei erfahrenen Gefühle, die eigenen Gedanken und die Gedanken der anderen zu ordnen und in sinnvolle Pläne und Handlungen umzusetzen.

Menschen, die wenig Unterstützung darin erfahren haben, die inneren und äußeren Informationen wahrzunehmen, miteinander zu verarbeiten und dann im Vorfeld des Handelns verschiedene Handlungsalternativen durchzuspielen, werden Mühe haben, zielgerichtet ihre Absichten zu verfolgen, oder sie werden sich in den Abwägungen so verstricken, dass sie gar nicht bis zu einer sinnvollen Handlung gelangen. Das ist dann häufig mit tiefer Frustration verbunden und kann die weitere Lebensgestaltung sehr erschweren.

5. Defizite bei der Verwirklichung unserer Einzigartigkeit

Damit wir uns selbst annehmen und tiefe Zufriedenheit und Freude aus unserem Sein und unseren Fähigkeiten gewinnen können, brauchen wir von unseren Eltern die Anerkennung unserer Einzigartigkeit. Wenn diese Einzigartigkeit nicht gewürdigt wird oder Kinder in ein starres Schema, wie sie zu sein haben, gepresst werden, kann die Quelle für Freude und

Zufriedenheit versiegen und es kann sein, dass Menschen den Sinn ihres Lebens nicht finden können. Dies kann vor allem mit zunehmendem Alter zu immer tieferer Verzweiflung führen.

Störungen als Folge von Traumatisierungen

Was geschieht jedoch, wenn unsere Grenzen verletzt werden, wie das bei einem Trauma passiert? Die Störungen, die aus Traumatisierungen, also aus Verletzungen der Grenzen von Kindern, entstehen, können weitreichende Folgen haben. Das Kind erlebt schädigende Grenzüberschreitungen durch Gewalt oder sexuellen Missbrauch als innere Überflutungszustände, Angst und Panik. Es erlebt sich als schutzlos und ausgeliefert. Aus dieser Erfahrung entwickeln sich oft ein tiefes Misstrauen und eine ausgeprägte Angst vor Nähe und emotionaler Bindung.

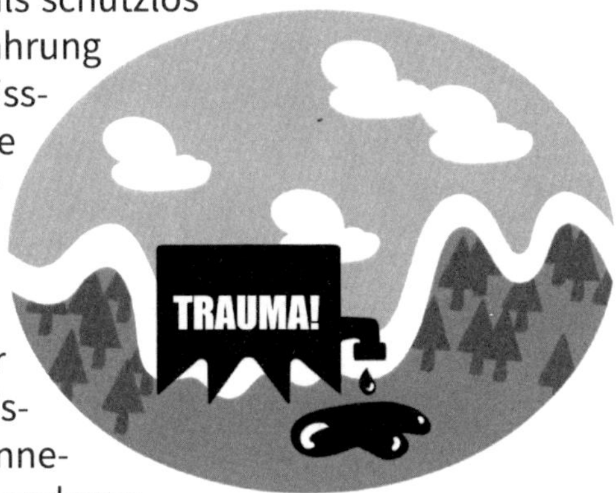

So baut das Kind machtvolle Kontroll- und Selbstschutzmuster bis hin zu völliger Abspaltung (Dissoziation) von den eigenen Erinnerungen oder der Lebenswelt der anderen auf. Durch diese Abspaltung gelangt das Kind zwar zeitweise in einen Zustand der Fühllosigkeit, trotzdem kommt es immer wieder zu Flashbacks, die durch Sinneseindrücke ausgelöst werden können, die sich der oder die Traumatisierte oft gar nicht bewusst machen kann. Autonomie und Bedürfnisverzicht werden Überlebensstrategien, und die Erfahrung, nicht auf andere angewiesen zu sein, wird als Triumph empfunden.

Oft werden Unabhängigkeit, Leistung und Stärke idealisiert: Die erlebte Hilflosigkeit führt zu einer Fantasie einer unrealistischen umfassenden Selbstüberschätzung (Omnipotenz), zur Entwertung von Fehlern und Schwächen und zu einem instabilen Selbstwertgefühl oder auch einem instabilem Selbstbild.

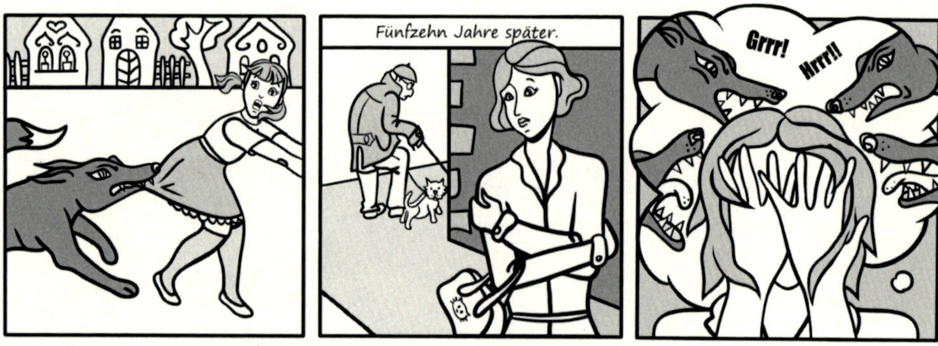

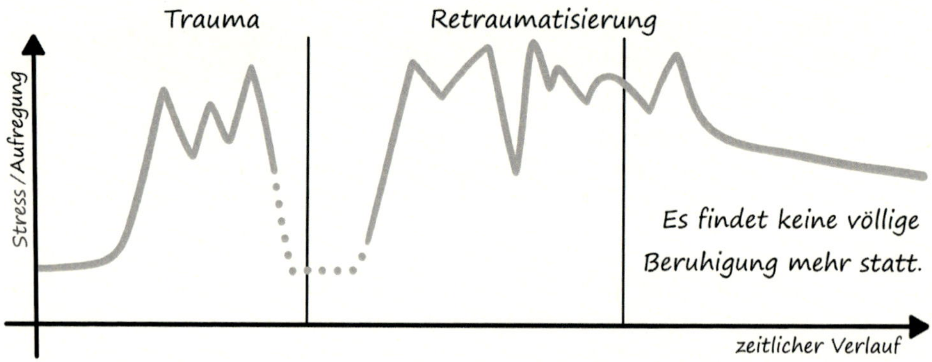

Störungen als Folge von Löchern in den Rollen

Was passiert, wenn Eltern so bedürftig sind, dass sie nur mit sich selbst beschäftigt sind, statt die Bedürftigkeit des Kindes wahrzunehmen? Eltern tragen manchmal aufgrund ihrer Geschichte seelische Defizite in sich. Dadurch sind sie nicht in der Lage, die Bedürfnisse ihres Kindes wahrzunehmen, weil sie stattdessen mehr mit ihrer eigenen Not beschäftigt sind.

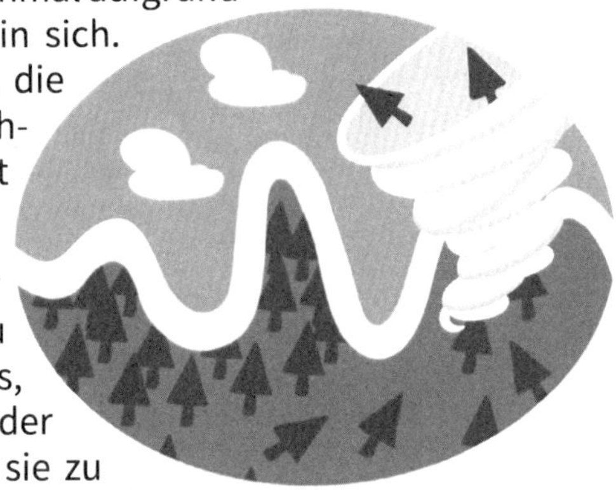

Da das Kind von Anfang an mit der natürlichen Fähigkeit, Mitgefühl zu empfinden, ausgestattet ist, wird es, wenn es seine Eltern als schwach oder bedürftig empfindet, alles tun, um sie zu stabilisieren. Die Eltern nehmen dann dankbar das mitfühlende Verständnis des Kindes an und geben ihm dafür Anerkennung und Wertschätzung. Das Kind selbst kommt so aber zu kurz, es wird an dieser Stelle nicht hinreichend beeltert und wird seine eigene Bedürftigkeit auch in seinem Erwachsenenleben mit sich tragen. Oft wiederholt sich dann dasselbe Spiel in der nächsten Generation.

Das Kind wendet in dieser Konstellation, die Pesso als „Löcher in den Rollen“ (engl.: holes in the roles) bezeichnet, Energie für die Unterstützung der Eltern auf, die es eigentlich für seine eigene Entwicklung bräuchte. Es entwickelt zu früh und in übermäßiger Weise eine Helferstruktur. Durch diese Selbstaufgabe können Grundüberzeugungen entstehen, wie: „Ich muss mich schuldig fühlen für das, was ich für mich selber will" „Ich bin mit dem, was ich will, den anderen zu viel, Ich kann mich niemandem zumuten." „Andere sind wichtiger als ich." „Für sich zu kämpfen oder etwas zu wollen, ist egoistisch." „Alle anderen sind bedürftig, aber ich brauche nichts."

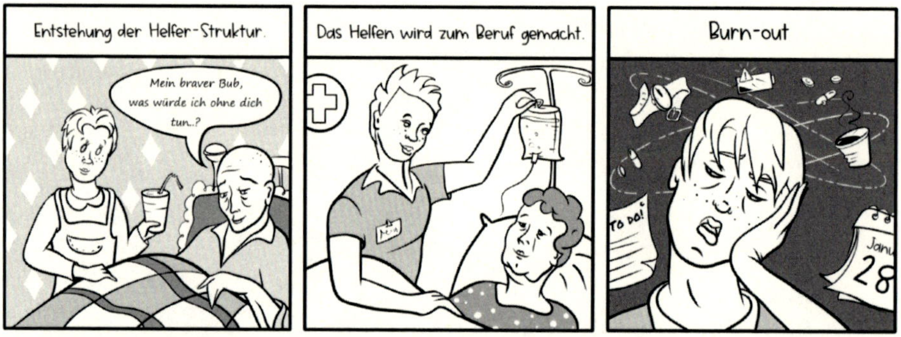
Entstehung der Helfer-Struktur.
Mein braver Bub, was würde ich ohne dich tun..?
Das Helfen wird zum Beruf gemacht.
Burn-out
TO DO!
Janu
28

Manche Menschen entwickeln durch diese frühe Besetzung dessen, was eigentlich „Elternrollen" sind, ein so feines Gespür für die Bedürfnisse der anderen und werden so geschickt darin, anderen zu helfen, dass sie dies zu ihrem Beruf machen und Freude und Befriedigung finden, solange ihre anderen Bedürfnisse halbwegs gestillt werden. Wird durch Arbeitsverdichtung oder durch die Verkürzung der Erholungs- und Freizeit diese Möglichkeit zur Bedürfnisbefriedigung aber herabgesetzt oder wird die Anerkennung für die Helferrolle nicht mehr gegeben, dann kann das in einer tiefen Verzweiflung und Ratlosigkeit, in einem Leerbrennen – einem „Burn out" – münden.

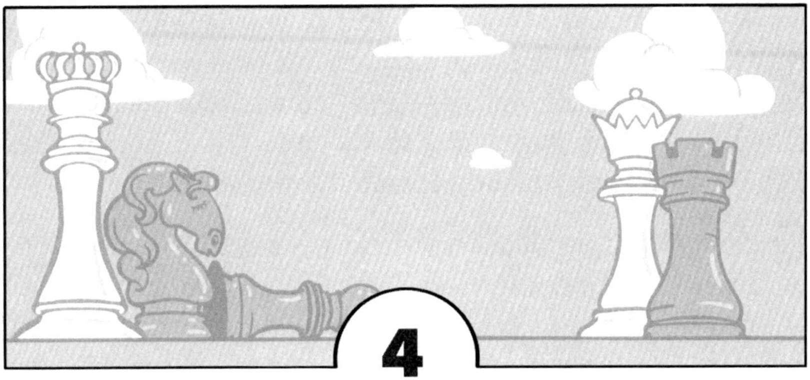

4

Strategien der Pesso-Therapie

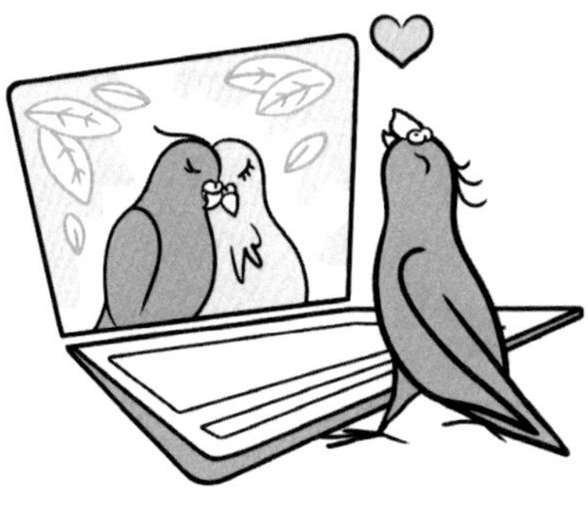

Die Pesso-Therapie macht sich die Tatsache zunutze, dass das Vorstellen einer Situation oder das Anschauen eines Films in uns ähnliche psychologische Effekte haben kann wie wirkliches Erleben. Das kann jeder unschwer an sich selbst feststellen, wenn er im Kino oder vor dem Fernseher sitzt und spürt, wie sich seine Gefühle und Gedanken je nach der Filmhandlung verändern. Unser Gehirn ist außerordentlich lernfähig, und es merkt sich alles umso besser, je häufiger etwas wiederholt wird. Leider gilt das auch für die Erfahrungen von Mangel oder von Traumatisierungen. Um diese alten belastenden Erfahrungen zu verändern, ist es in der Pesso-Therapie besonders wichtig, welche Defizite in welchem Alter aufgetreten sind, also was das Kind genau zu dieser Zeit von wem und in welcher Form gebraucht hätte. Nicht die erneute Wiederholung steht also im Vordergrund, sondern die Heilung durch Befriedigung der alten Sehnsucht.

Die Pesso-Therapie macht sich dabei unsere Fähigkeit zunutze, in unseren Erinnerungen zugleich Vergangenes wiederzuerleben und uns auf die Gegenwart zu konzentrieren. Ohne Schwierigkeiten können wir uns an vergangene Situationen unseres Lebens erinnern, die dabei aufgetretenen Gefühle erneut spüren und vielleicht noch dazugehörige Klänge und Gerüche wahrnehmen. So kommt es, dass selbst fröhliche Lieder, die man während einer Beziehung, die zu Ende gegangen ist, oft gehört hat, einen, wenn man sie Jahre später wieder hört, traurig stimmen. Wir können dadurch, dass wir uns an etwas Bestimmtes erinnern, in uns einen Körperzustand erzeugen, der dem mit der Erinnerung verknüpften Körperzustand zumindest sehr ähnelt.

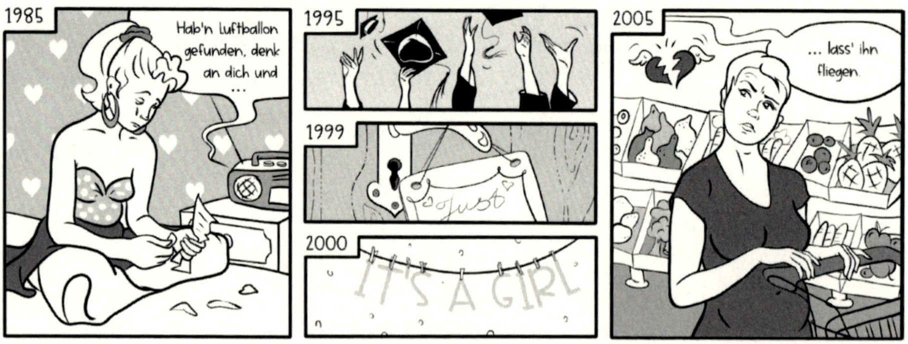

Das macht sich die Pesso-Therapie zunutze. In dem Therapieabschnitt, den Pesso als die „Erschaffung einer Möglichkeitssphäre“ bezeichnet, kann der Erwachsene in seiner Vorstellung die heilenden Gegenbilder schaffen, die er als Kind damals gebraucht hätte. Diese „neue Vergangenheit“ kann er körperlich erleben und aufnehmen, sodass sie später immer wieder erinnert und erneut gefühlt werden kann, wie eine schöne Kindheitserfahrung, die uns im Leben stützt und trägt.

Wenn die Eltern des Klienten oder weitere Familienangehörige in der Vergangenheit Mangel oder Gewalt erlitten haben, dann kann es allerdings manchmal für die Klienten sehr schwer sein, sich eine „neue Vergangenheit“ zu erschaffen. Sie haben gelernt, dass Eltern oder andere Familienangehörige bedürftiger sind als sie selbst. Erst wenn sie erfahren, dass auch die Bedürfnisse der Familienangehörigen befriedigt sind, können sie sich ihrer eigenen Bedürfigkeit zuwenden.

In der Pesso-Therapie verwendet man kleine „Filmsequenzen“, symbolische Konfigurationen, bei denen z.B. die Mutter eine ideale Mutter in *ihrer* Kindheit erhält, sodass der Klient, befreit von der Aufgabe, die eigene Mutter zu unterstützen, sich eine neue Vergangenheit mit einer idealen Mutter in der Möglichkeitssphäre erschaffen und annehmen kann.

Es ist natürlich wichtig, dass die neuen Erinnerungen, die geschaffen werden, genau dem entsprechen, was der Klient benötigt. Die Therapeutin versucht nicht, dem Klienten eine neue Vergangenheit vozugeben, sondern die Autonomie des Klienten zu fördern, indem sie die Vorstellungen des Klienten von Anfang an respektiert und beachtet. Jeder therapeutische Schritt erfolgt unter Einbeziehung des Klienten und nur, wenn er für diesen stimmig ist. Dazu gehört natürlich die Nachvollziehbarkeit der Schritte, weshalb die Pesso-Therapie von Anfang an den Klienten genau informiert.

Neben unserer Sprache haben wir viele weitere Möglichkeiten entwickelt, um uns anderen mitzuteilen. Jeder kennt die Ausdrucksmöglichkeiten der Mimik, der Körpersprache und wie viel zusätzliche Information unsere Stimme und der Tonfall vermitteln können. Bei der Pesso-Therapie wird ganz besonders auch auf diese Informationen geachtet, damit ein umfassendes Bild entstehen kann, für welches innere, bislang ungelöste Anliegen, jemand eine Entwicklungschance sucht.

Die von Pesso dazu entwickelte Methode nennt sich „Microtracking". Dabei achtet die Therapeutin während der Schilderung des Klienten vor allem auf die Mimik, um den emotionalen Gehalt des Gesagten zu erfassen. Um zu prüfen, ob sie alles richtig gesehen hat, rückversichert sie sich beim Klienten durch die Einführung eines „Zeugen".

Der Zeuge ist dabei eine zusätzliche menschliche Figur aus der „Möglichkeitsphäre", der etwa so genutzt werden kann: „Wenn ein Zeuge hier wäre, dann könnte er zum Beispiel sagen: ‚Ich sehe, wie ärgerlich und traurig Du bist, wenn Du berichtest, wie Dein Kollege Dich vor allen anderen kritisiert hat.'" Durch die Einführung des Zeugen hat der Klient die Möglichkeit, mit seinem Piloten zu prüfen, ob die genannten Gefühle oder Gedanken wirklich mit seinem Erleben übereinstimmen. Dies geht umso leichter, da er bei einer ungenauen oder falschen Deutung sich nicht mit der Therapeutin auseinandersetzten muss, sondern den Zeugen korrigieren kann, bis er die ganze Dimension seines Fühlens und Erlebens adäquat widergespiegelt sieht. Damit ist häufig das Tor zu gespeicherten Erinnerungen geöffnet, die genau diese Emotionen enthalten haben und denen damals eine gute Passform gefehlt hat.

Lernerfahrungen, Strategien oder Bewertungen, die ein Kind abgespeichert hat und die bei ähnlichen Situationen als innere „Ratgeber“ oder „Botschaften“ auftauchen, bezeichnet Pesso als „die Stimmen“. Dabei wird einer Stimme ein Platz in der Luft zugewiesen und die Therapeutin wiederholt laut die gespeicherte Botschaft. Zum Beispiel könnte es eine „Stimme der Schutzstrategie“ sein, die sagt: „Wenn der Kollege Dich ärgert, dann ist es besser, das still zu ertragen, sonst gibt es noch mehr Ärger.“ Dies könnte der Fall sein, wenn ein Kind gelernt hat, dass es keine Verbesserung seiner Situation erreicht, wenn es seine Eltern kritisiert, sondern genau das Gegenteil. Durch die laute Wiederholung der inneren Botschaft, bekommt der Klient die Möglichkeit, mit seinem Piloten den Sinn- und Wahrheitsgehalt dieser Botschaft zu prüfen. Dabei kann er erkennen, dass er sich heute als Erwachsener besser wehren kann und dass das stille Ertragen seine Situation heute eher verschlechtert.

Es kann sehr unterschiedliche Stimmen geben, etwa eine „Stimme der moralischen Bewertung“, eine „Stimme der Warnung oder der Schutzstrategie“ oder eine „Stimme der inneren Wahrheit“.

Schritt für Schritt versucht die Therapeutin, eine gute Passform, die das Bedürfnis des Klienten befriedigt, zu finden. Dabei wird eine Möglichkeitsphäre unter genauer Anleitung des Klienten geschaffen, die die passende Reaktion bietet, also genau die Passform nach der der Klient in seinem Leben gesucht hat, und zwar genau an den Stellen, an denen er Mangel oder Grenzüberschreitungen erlebt hat. Aber wie oben gesagt, erfolgt die Heilung nicht im Hier und Jetzt, sondern im Damals, als das Kind die richtige Interaktion gebraucht hätte. Dabei wird eine „neue Erinnerung" geschaffen, die genau die Interaktion enthält, die der Klient in der Vergangenheit an dieser Stelle, von dieser Person und zu dieser Zeit gebraucht hätte.

Für das obige Beispiel könnten das „ideale Eltern" aus der Möglichkeitssphäre sein, die sagen: „Wenn wir Deine idealen Eltern gewesen wären, dann hättest Du uns kritisieren können, ohne dass wir Dich angeschrien hätten. Wir hätten vielmehr darüber nachgedacht und mit Dir in Ruhe darüber gesprochen."

Mit dieser „neuen idealen Erinnerung" kann der Klient dann in seinen Gedanken nochmals wachsen und erwachsen werden und unmittelbar spüren, wie sich diese gute Erfahrung auf sein Leben im Hier und Jetzt auswirkt. Dabei können neue und bislang unerwartete Gefühle und Gedanken auftauchen, die es ermöglichen, ein aktuelles Problem auf eine neue Weise zu lösen.

Durch das Wiedererleben der neuen idealen Erinnerung, kann diese gefestigt werden und um so nachhaltiger im Leben des Klienten ihre Wirkung zeigen. Dafür kann es sinnvoll sein, dass der Klient nach Absprache mit seiner Therapeutin seine Strukturarbeit auf sein Handy aufzeichnet, so dass das Wiedererleben durch das erneute Anhören leichter fällt.

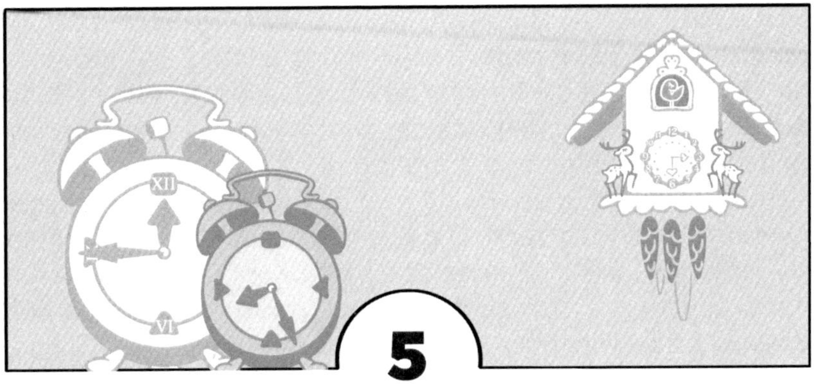

5

Was ist eine Struktur?

Pesso bezeichnet den Ablauf einer therapeutischen Sitzung, in der sich der Therapeut mit einem einzelnen Mitglied der Therapiegruppe beschäftigt, als „Struktur“. In der Regel dauert sie ungefähr 45–50 Minuten und verläuft folgendermaßen: Ein Gruppenmitglied setzt sich dem Therapeuten direkt gegenüber. Dieses Gruppenmitglied hat damit die volle Aufmerksamkeit des Therapeuten für sich. Die anderen Teilnehmer verhalten sich still und bleiben während der ganzen Struktur im Hintergrund, solange sie nicht um die Übernahme einer Rolle gebeten werden. Sie haben keine Möglichkeit, sich aktiv zu melden, und dürfen nicht in den Prozess eingreifen.

Zuerst prüft die Klientin, in welchem Abstand zum Therapeuten und wo im Raum sie sitzen möchte, und setzt sich dann genau dorthin. Die Klientin verpflichtet sich, die Arbeit zu einem positiven Abschluss zu bringen. Damit dies in der vorhandenen Zeit gelingt, empfiehlt Pesso, einen Wecker zu stellen, der nach 40 Minuten klingelt. Dieser Prozess der Strukturierung geschieht unter Aufsicht der Pilotin, die ihn leitet und führt. Sobald die Klientin und der Therapeut sich in Ruhe gegenübersitzen, befreit sich der Therapeut von allen eigenen Gedanken, Gefühlen und Körperempfindungen und schafft in seiner Vorstellung den Raum, in dem die Begegnung mit der Klientin stattfinden kann. Die Klientin beginnt dann von dem zu berichten, was ihr gerade durch den Kopf geht oder was in ihrem Körper vor sich geht. Pesso vertraut mit Recht darauf, dass sich die wichtigen Themen, die die Klientin bewegen, Gehör verschaffen werden. Berichtet die Klientin in ihrer Schilderung von anderen Menschen, so wird auf den Platz vor der Klientin ein sogenannter Platzhalter gelegt. Das kann ein Gegenstand oder auch ein Zettel mit dem Namen einer Person sein. Dadurch erhält die Pilotin die Möglichkeit, von oben auf die benannten Personen zu schauen, und kann durch den Abstand besser feststellen, was jede dieser Personen für sie bedeutet. Bei Personen, die eine Bedrohung darstellen, kann dieser Abstand bereits hilfreich sein.

Die Klientin erhält dadurch auch die Möglichkeit, sich wieder anderen zuzuwenden, da die angesprochenen Personen für sie jederzeit wieder verfügbar sind, ohne dass sie sie in ihrem Gedächtnis suchen muss. Durch das „Microtracking“ versucht der Therapeut, die Gefühle, die sich in der Mimik zeigen, genau zu benennen, und den dazugehörigen Kontext aus den Worten der Klientin herzustellen. Das hilft der Klientin dabei, besser zu erkennen, welche Gefühle sie gerade bewegen und wie sie aus dem Kontext entstanden sind. Je genauer das Microtracking erfolgt, desto besser kann die Pilotin der Klientin Einblick in die inneren Zusammenhänge erhalten, sodass sich Assoziationen und Erinnerungen auftun, die in der Vergangenheit zu ähnlichen Körperreaktionen, Gefühlen und Gedanken geführt haben. Für das im Hier und Jetzt vorhandene Problem soll zuerst die alte historische Szene gefunden werden. Dann versucht man, genau das Antidot, also das Gegengift zu finden, das den Ursprung der Problematik in der Vergangenheit geheilt hätte.

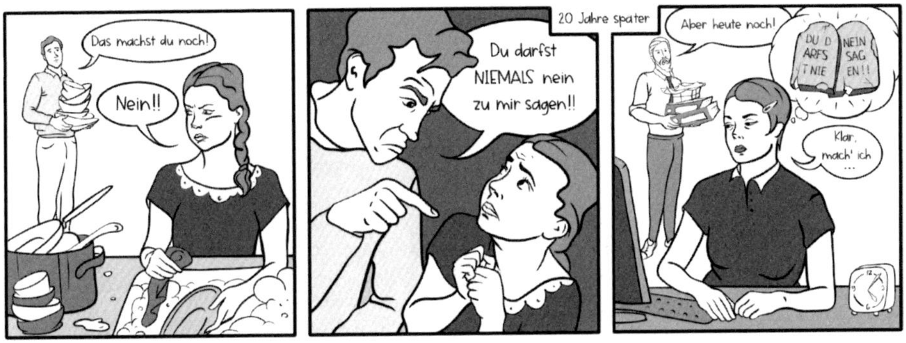
Das machst du noch!
Nein!!
Du darfst NIEMALS nein zu mir sagen!!
20 Jahre spater
Aber heute noch!
DU D ARFS T NIE
NEIN SAG EN!!
Klar, mach' ich ...

Die Klientin begibt sich also mithilfe des Therapeuten in die Vergangenheit und entdeckt dabei, in welcher Zeit und durch welche Person welche Bedürfnisse hätten erfüllt werden müssen, damit sie mit dem Problem in der Gegenwart besser hätte umgehen können. Dieses Antidot wird dann von der Klientin mit Unterstützung des Therapeuten auf der symbolischen Ebene in der Möglichkeitsphäre entworfen. Wenn möglich, können die anderen Gruppentherapieteilnehmer gebeten werden, als Rollenspieler die in der Möglichkeitsphäre entwickelten „idealen Interaktionspartner“, z. B. „ideale Eltern“ oder „ideale Geschwister“, symbolisch darzustellen. Sie handeln dann genauso, wie es sich die Klientin wünscht und wie es für sie in der Vergangenheit gut gewesen wäre. Sie bieten also genau die richtige Passform, sodass die Klientin die Erfüllung ihrer Bedürfnisse im Hier und Jetzt leiblich erleben kann. Dieses neue heilende Gegenbild, das die richtige Passform darstellt, wird fast immer am ganzen Körper sichtbar und fühlbar.

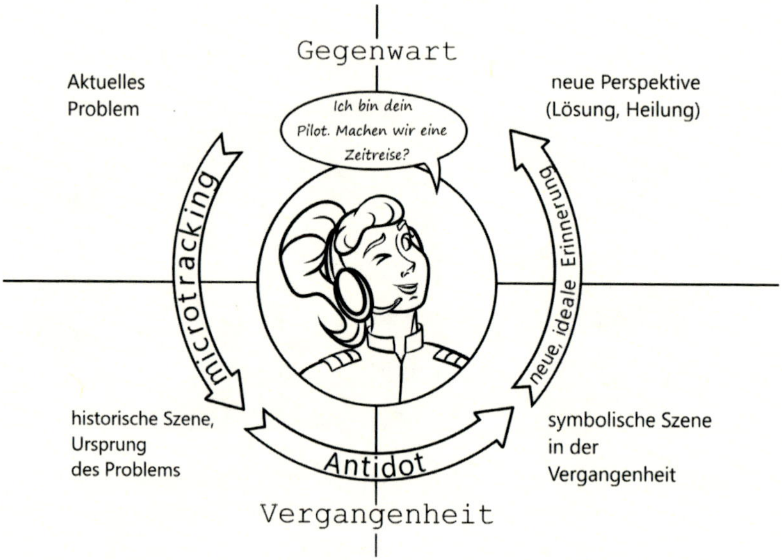

Abbildung nach Lowijs Perquin

Diese Erfahrung kann die Klientin dann in allen Qualitäten, Gefühlen und Körperempfindungen in sich aufnehmen und sowohl emotional als auch körperlich verankern. Aus dieser neuen Perspektive kann die Klientin ihr Problem betrachten und eine Lösung oder Heilung dafür finden. Zum Abschluss der Struktur werden die Platzhalter erneut benannt und dann aufgeräumt, die idealen Figuren, die Stimmen und der Zeuge werden zurück in die Möglichkeitsphäre gegeben, aus der sich die Klientin jederzeit erneut dieser idealen Figuren bedienen

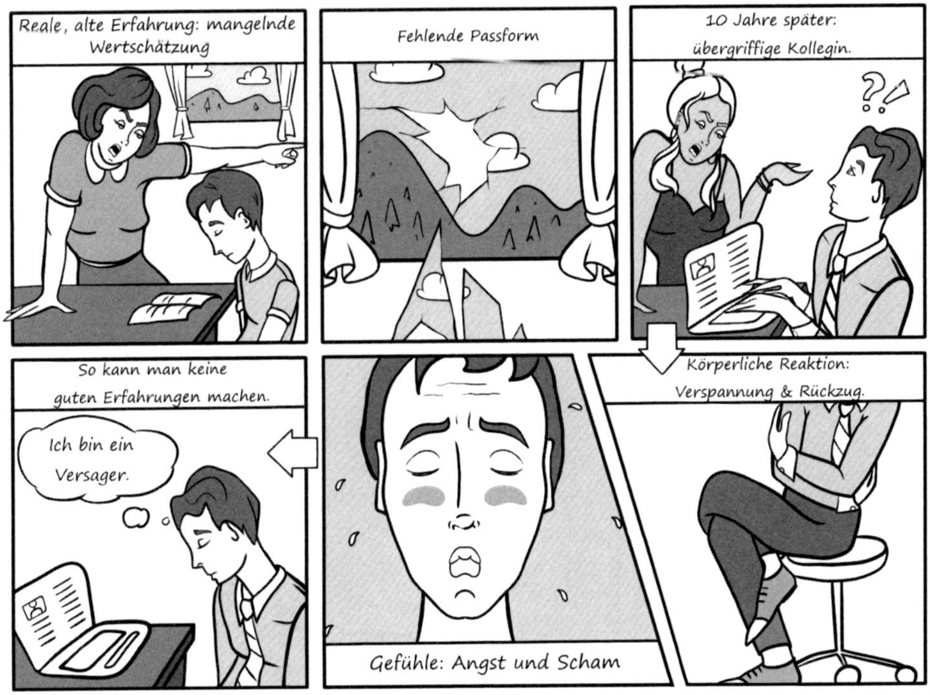
Reale, alte Erfahrung: mangelnde Wertschätzung
Fehlende Passform
10 Jahre später: übergriffige Kollegin.
?!
Körperliche Reaktion: Verspannung & Rückzug.
Gefühle: Angst und Scham
So kann man keine guten Erfahrungen machen.
Ich bin ein Versager.

kann. Durch die Wiederholung z. B. der aufgezeichneten Struktur kann die Klientin das heilende Antidot immer erneut hören und spüren, bis sich die neue Erinnerung im Gedächtnis verfestigt hat und so ein gutes Gegengewicht zur alten, realen Erinnerung bietet.

Nach Abschluss der Struktur werden die anderen Gruppenmitglieder gebeten, ihre bei der Strukturarbeit aufgekommenen Assoziationen und Erfahrungen zu benennen. Dabei wird die Klientin, deren Struktur die anderen Teilnehmer gerade gesehen haben, nicht angesprochen, sondern darf sich im Hintergrund halten und die neue Erfahrung in sich wirken lassen.

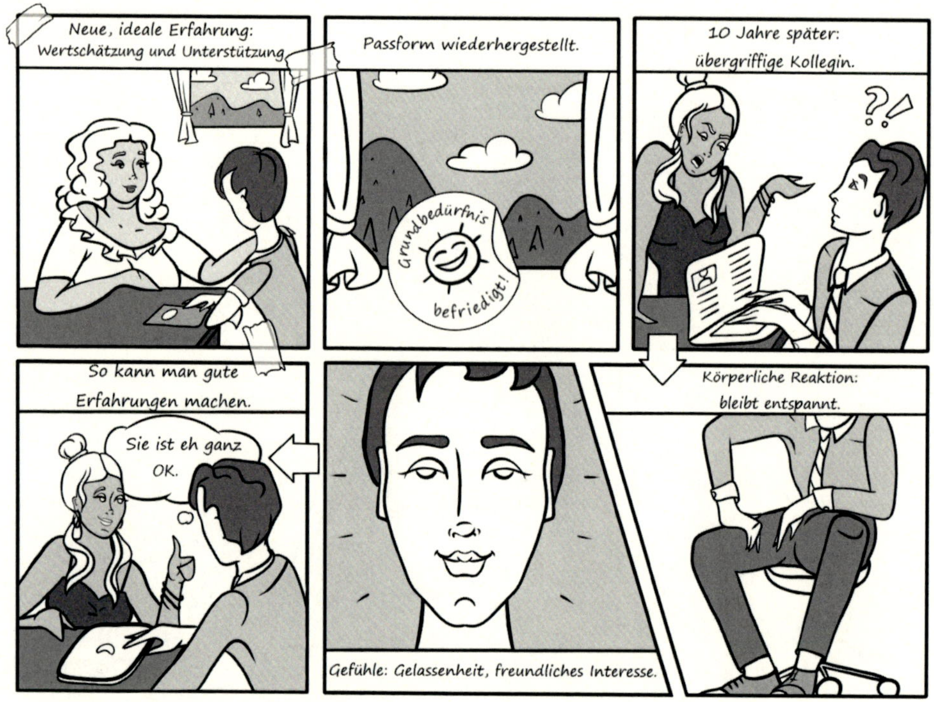
Neue, ideale Erfahrung:
Wertschätzung und Unterstützung
Passform wiederhergestellt.
Grundbedürfnis befriedigt!
10 Jahre später:
übergriffige Kollegin.
?!
So kann man gute Erfahrungen machen.
Sie ist eh ganz OK.
Gefühle: Gelassenheit, freundliches Interesse.
Körperliche Reaktion:
bleibt entspannt.

Die alte Erfahrung prägt unsere Sicht auf die Gegenwart und löst die entsprechenden körperlichen Reaktionen, Gefühle und Gedanken aus. Dabei führt die innere Erwartung einer erneuten Enttäuschung der genetischen Bedürfnisse häufig dazu, dass das eigene Verhalten verhindert, neue gute Erfahrungen zu machen. Neue, ideale Erfahrungen führen hingegen zu einer anderen Sicht auf die Gegenwart und ermöglichen neue Handlungsweisen und neue Erfahrungen, die die Grundbedürfnisse besser befriedigen. So kann die Pesso-Therapie zu mehr Zufriedenheit mit dem eigenen Leben führen und die Weichen für neue Erfahrungen in der Zukunft stellen.

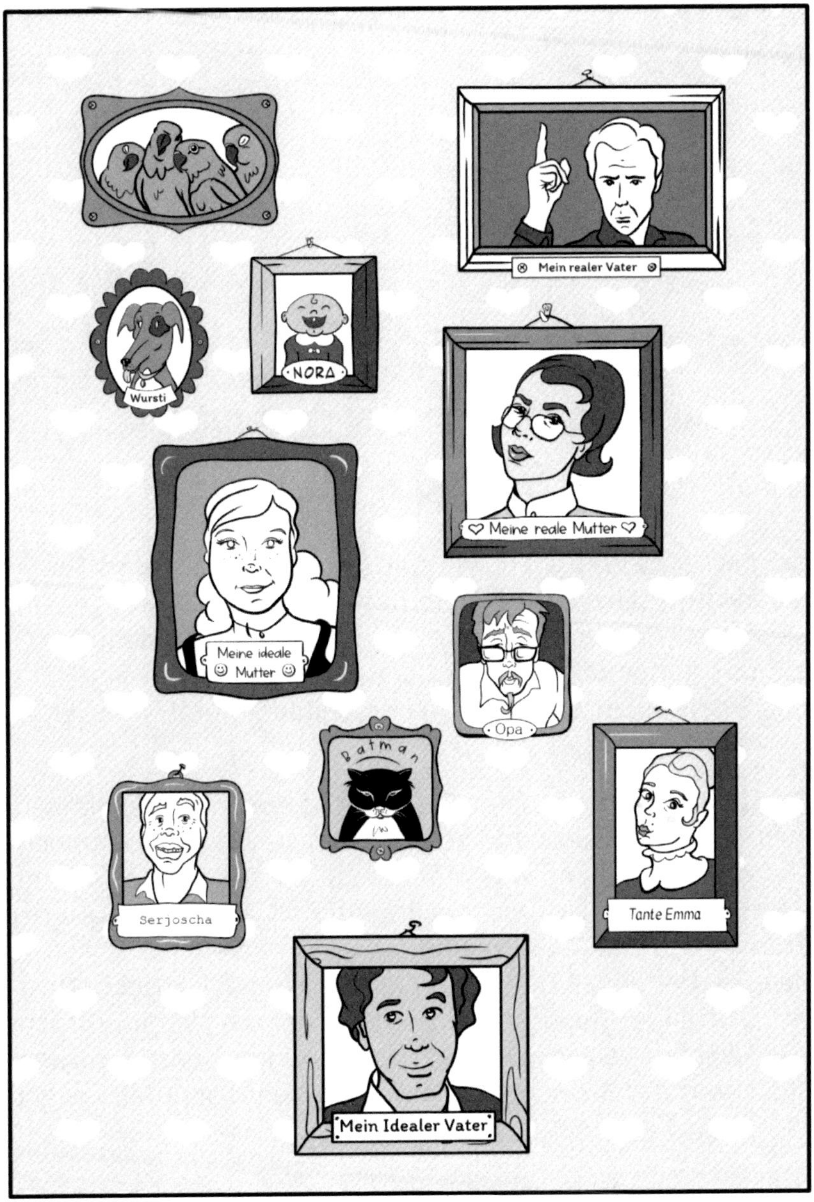
Mein realer Vater
Wursti
NORA
Meine reale Mutter
Meine ideale Mutter
Opa
Batman
Serjoscha
Tante Emma
Mein Idealer Vater

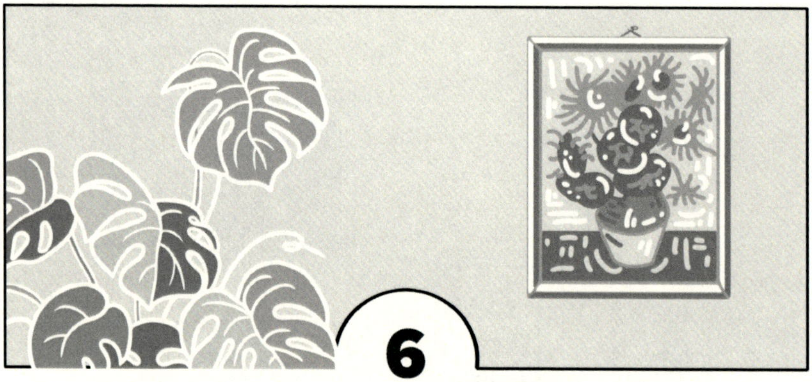

6 Erläuterung einer Struktur

Um besser zu verstehen, wie eine Struktur in der Pesso-Therapie abläuft, sehen wir uns am besten an, wie ein weitgehend harmloses Problem behandelt werden würde. In dem Comic auf den Seiten 58 bis 59 ist dargestellt, wie ein junger Mann den Stress aufarbeitet, der ihn immer überkommt, wenn er für Gäste kochen will.

Der Klient beschreibt seine Gefühle und Körperempfindungen, während die Therapeutin aufmerksam zuhört. Dann versucht sie wiederzugeben, was der Klient zum Ausdruck bringt. Damit der Klient sich nicht gedrängt fühlt, die Deutungen der Therapeutin einfach so zu übernehmen, bedient sie sich eines Zeugen. Der Zeuge ist ein imaginärer, wohlwollender und anteilnehmender Zuhörer, der die Gefühle, die sich im Gesicht des Klienten zeigen, benennt und in einen Kontext zu dem stellt, was der Klient gesagt hat. Der Klient kann den Zeugen korrigieren, ohne mit real Anwesenden in Konflikt zu treten. So wird die Autonomie des Klienten gewahrt. Wenn sich der Klient verstanden fühlt, kann er seine eigenen Gefühle noch besser wahrnehmen und so den Piloten aktivieren. Damit erfüllt der Zeuge eine Funktion, die aufmerksame Eltern erfüllen würden.

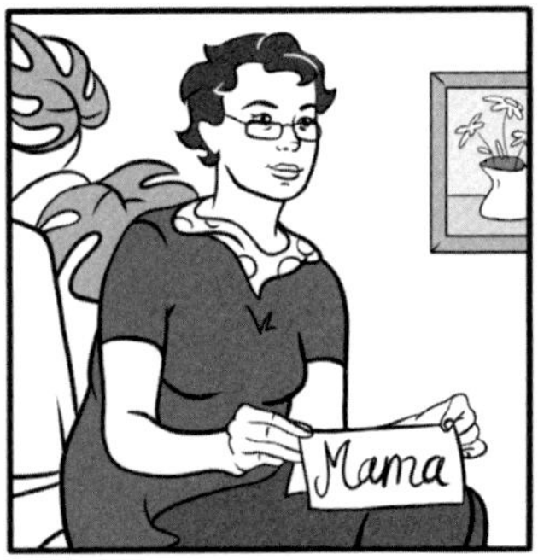

Alle in der Struktur angesprochenen Personen erhalten einen Platzhalter. Dies kann durch Gegenstände oder durch mit dem Namen der Personen beschriebene Zettel erfolgen. Dieses Verfahren ist besonders gut geeignet, wenn Teile der Eigenschaften idealer Figuren schon von wichtigen Menschen im bisherigen Leben der Klienten verkörpert worden sind, wenn zum Beispiel die betreffenden Personen in der Vergangenheit sehr einfühlsam oder fürsorglich mit den Klienten umgegangen sind. Das diesen Menschen innewohnende Prinzip der idealen Figur, z.B. des idealen Vaters oder der idealen Mutter, kann dann mit einem kleinen Papierstück, das auf den Platzhalter für diese Person gelegt wird, symbolisiert werden. In unserem Beispiel findet sich etwa ein Teil der idealen Mutter in einer Tante des Klienten wieder, die ihm in seiner Kindheit stets ein sehr sicheres Gefühl gegeben hatte. Beim „Entrollen“, wie Pesso das Aufräumen am Ende einer Struktur benannt hat, wird dieses Prinzip an die ideale Figur übergeben, sodass es für den Klienten jederzeit in seiner Vorstellung zugänglich wird.

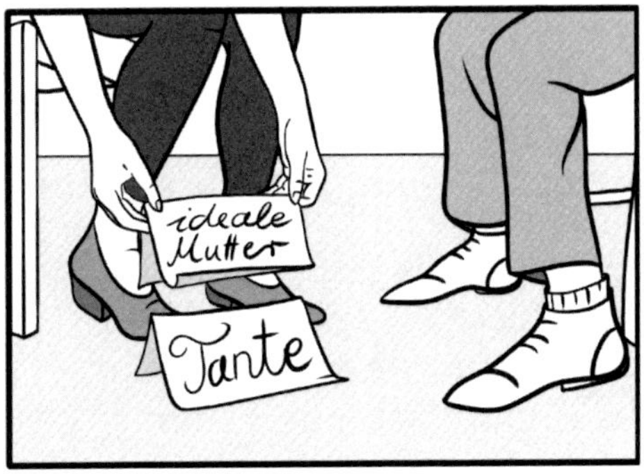

Innere Wertungen, Schlussfolgerungen und Strategien des Klienten werden, wenn sie auftauchen, durch die verschiedenen Stimmen dargestellt. Oft ist es so, dass wir in unserer Jugend Sätze gehört und für wahr gehalten haben, ohne sie noch einmal zu überprüfen. Manche dieser Stimmen stammen aus unserer Erziehung und bilden das Gerüst unserer moralischen Bewertungen. So hören manche von uns den Satz: „Du solltest Dich schämen, dich so wichtig zu nehmen."

Andere Stimmen waren einmal von großer Wichtigkeit, weil sie uns als Kinder in schwierigen Situationen die richtigen Strategien gegeben haben. Die Stimme einer Schutzstrategie könnte zum Beispiel sagen: „Es ist besser, die Gefühle unter Kontrolle zu halten und dich nicht weiter auf sie einzulassen." Oder auch: „Wenn du das aussprichst, gibt es kein Zurück mehr!" So hält sie das Kind davon ab, sich in potenziell gefährliche Situationen zu bringen. Aber es ist klar, auf welche Weise diese Stimme im späteren Leben die Kommunikation der eigenen Gefühle beeinträchtigen kann: Manche Stimmen werden in der Gegenwart hinderlich oder sogar schmerzhaft, so als würden wir versuchen, in unseren Kinderschuhen weiterzulaufen, aus denen wir längst herausgewachsen sind. Es gibt noch viele andere innere Stimmen, die immer wieder auftauchen, etwa Stimmen, die innere Überzeugungen ausdrücken, z.B. „Mit deinen Gefühlen bist Du anderen zu viel." Aber manche Stimmen formulieren auch einfach ganz konkrete Befehle: „Du musst perfekt sein."

Im folgenden Comic erinnert sich der Klient an seine eigene innere Stimme, die ihm, als er sich von seiner Mutter ungeliebt gefühlt hat, gesagt hat, dass er etwas ganz Besonderes tun

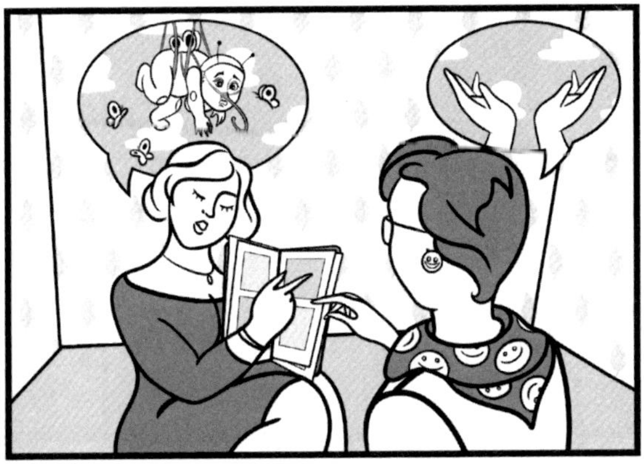

müsse, um sich wieder ihrer Liebe und Aufmerksamkeit zu versichern. Diese Stimme kann externalisiert bzw. in den Raum gestellt werden, und der Klient kann jetzt mit seinem Piloten überprüfen, ob sie noch sinnvoll ist, oder ob er diese Botschaft verändern möchte, da sie seine Entwicklung eher behindert.

Wenn Bedürfnisse, die in der Kindheit nicht adäquat gesehen und befriedigt wurden, in der Struktur auftauchen, dann kann eine Figur eingeführt werden, die dem Klienten symbolische Hilfe spendet und die Intensität der Erfahrungen erhöht. Dafür sucht der Klient eine oder mehrere Rollenspielerinnen aus. Diese benennen ihre Rolle dann z.B. so: „Ich gehe in die Rolle einer unterstützenden Person.“ Beim Beenden der Struktur verlassen sie ihre Rolle dann auch wieder explizit: „Ich gehe aus der Rolle der idealen Mutter und bin wieder Manuela.“ Sie werden vom Klienten genau eingewiesen, wo sie stehen und wie sie sich verhalten sollen. Erst nach diesen Anweisungen, die von der Therapeutin wiederholt werden, bewegen sich die Rollenspielerinnen auf ihre Plätze. Dabei achten sie darauf, dass sie sich dabei wohlfühlen und sie es körperlich bequem haben. Wer eine Rolle nicht übernehmen möchte, kann dies jederzeit ablehnen. Manche Figuren helfen dem Klienten einfach dabei, mit seinen Gefühlen umzugehen.

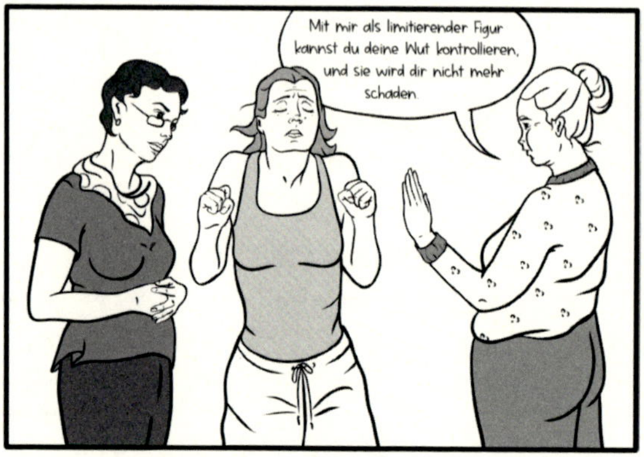
Mit mir als limitierender Figur kannst du deine Wut kontrollieren, und sie wird dir nicht mehr schaden.

Eine validierende Figur kann z.B. helfen, die Gefühle wahrzunehmen und richtig einzuordnen, indem sie sie ausdrücklich anerkennt. Eine haltgebende Figur hingegen kann den Klienten bei intensiven Gefühlen unterstützen, indem sie ihm zum Beispiel einen Arm um die Schultern legt. Manchmal kann es sein, dass Klienten Gefühle, vor allem Wut, nicht zulassen wollen, weil sie Angst haben, von ihnen mitgerissen zu werden. Dann kann es hilfreich sein, ihnen eine limitierende Figur an die Seite zu stellen, die den Klienten eine positive Begrenzung gibt, damit sie die Erfahrung machen, dass ihre Gefühle nicht unendlich und überwältigend sind, sondern vorübergehen und bewusst eingegrenzt werden können. Figuren können auch eingesetzt werden, um die Klienten zu trösten oder zu schützen, etwa gegen Stimmen aus ihrer Kindheit, die ihnen Angst machen. Schließlich können sie einfach menschlichen Kontakt vermitteln.

Jeder Klient entwickelt bei seiner Struktur genau die idealen Figuren für seine Bedürfnisse. Sie haben keine Ähnlichkeit mit realen Personen. Es ist für Klienten sogar besonders hilfreich, sich diese idealen Figuren so unähnlich zu den realen Personen vorzustellen wie möglich. Bei der Auswahl der Rollenspieler ist deshalb besonders auf geringe äußere und innere Ähnlichkeit zu achten.

So sollte ein in Vergangenheit unerwünschtes Kind sich als ideale Mutter keine Rollenspielerin wählen, die selbst keine Kinder möchte.

Die häufigsten idealen Figuren sind die ideale Mutter und der ideale Vater – Eltern, die so sind, wie der Klient sie zu einem bestimmten Zeitpunkt in seiner Kindheit gebraucht hätte. Sie sind kein Modell und keine Leitlinie für reale Eltern: Kein Mensch hat jemals solche idealen Eltern gehabt und kein Mensch kann für seine Kinder in diesem Sinne ideal sein. Reale Eltern sind in ein Geflecht aus sozialen und ökonomischen Zwängen verstrickt und versuchen meistens, in den Umständen, in denen sie sich befinden, das Beste für ihre Kinder zu tun. Die vorgestellten idealen Eltern sind in ihrer Handlungsfähigkeit hingegen überhaupt nicht eingeschränkt und wissen genau, was das Kind benötigt.

Die idealen Eltern sind zufrieden und haben in der Vergangenheit alle ihre Bedürfnisse erfüllt bekommen, sodass sie nicht erwarten, dass der Klient diese erfüllt. Insbesondere haben sie keine sexuellen Ansprüche an den Klienten. Stattdessen fühlen sie sich für die Bedürfnisse des Klienten verantwortlich und versuchen diese Bedürfnisse auf eine Weise zu befriedigen, die den Klienten nicht in Abhängigkeit bringt, sondern ihm Autonomie ermöglicht. Sie überschreiten weder die Grenzen des Klienten, noch weisen sie ihn zurück oder beschämen ihn. Vielmehr freuen sie sich an seiner Gegenwart und sind bereit, ihn in seinem Lernprozess zu unterstützen.

In unserem Comic hätte das kleine Kind eine bestimmte positive Bewertung von seiner Mutter gebraucht. Es hätte ihm geholfen, zu wissen, dass die Liebe seiner Mutter nicht davon

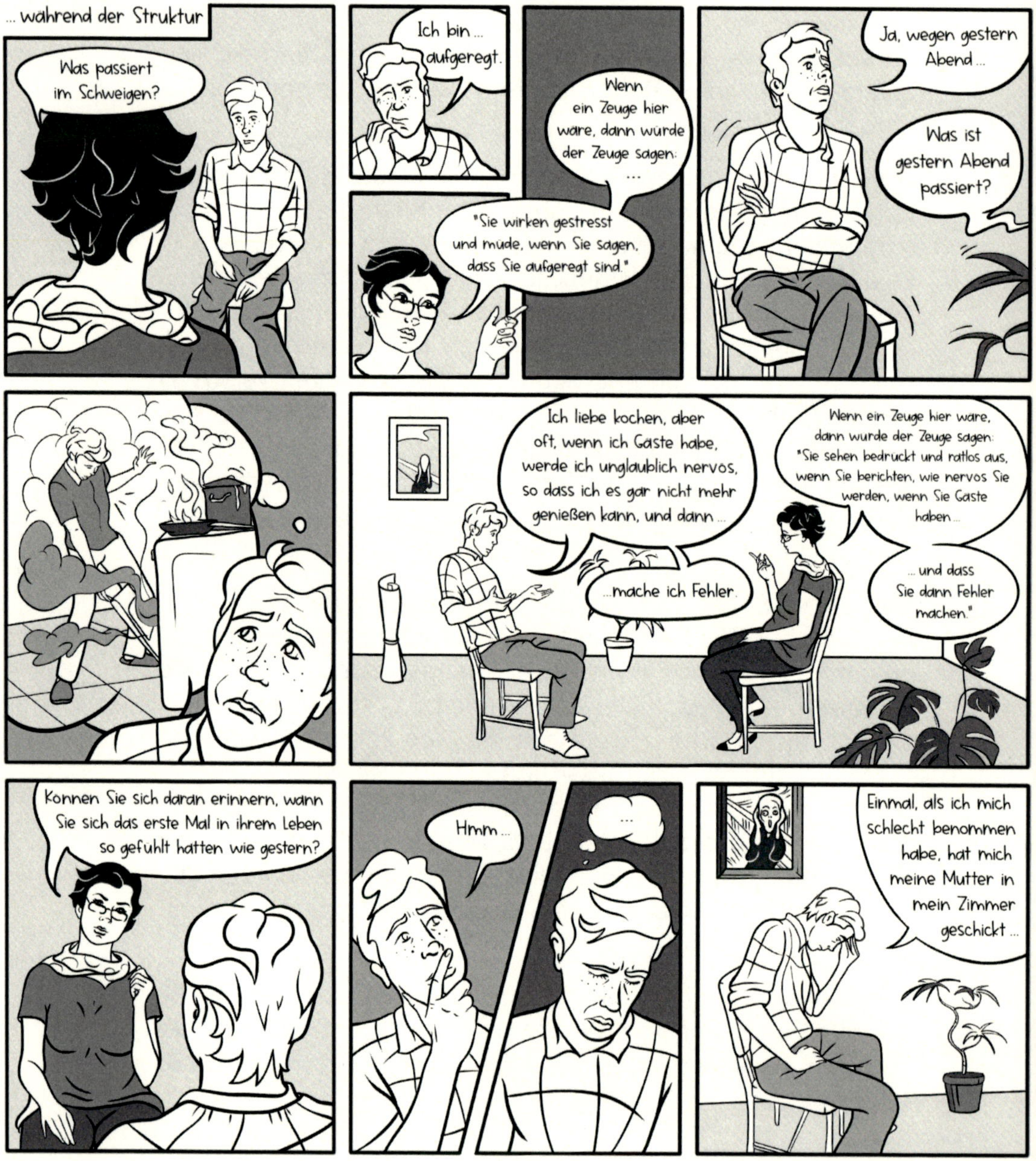
... während der Struktur
Was passiert im Schweigen?
Ich bin ... aufgeregt.
"Sie wirken gestresst und müde, wenn Sie sagen, dass Sie aufgeregt sind."
Wenn ein Zeuge hier ware, dann würde der Zeuge sagen: ...
Ja, wegen gestern Abend ...
Was ist gestern Abend passiert?
Ich liebe kochen, aber oft, wenn ich Gaste habe, werde ich unglaublich nervos, so dass ich es gar nicht mehr genießen kann, und dann ...
...mache ich Fehler.
Wenn ein Zeuge hier ware, dann würde der Zeuge sagen: "Sie sehen bedrückt und ratlos aus, wenn Sie berichten, wie nervos Sie werden, wenn Sie Gaste haben ...
... und dass Sie dann Fehler machen."
Konnen Sie sich daran erinnern, wann Sie sich das erste Mal in ihrem Leben so gefühlt hatten wie gestern?
Hmm ...
...
Einmal, als ich mich schlecht benommen habe, hat mich meine Mutter in mein Zimmer geschickt ...

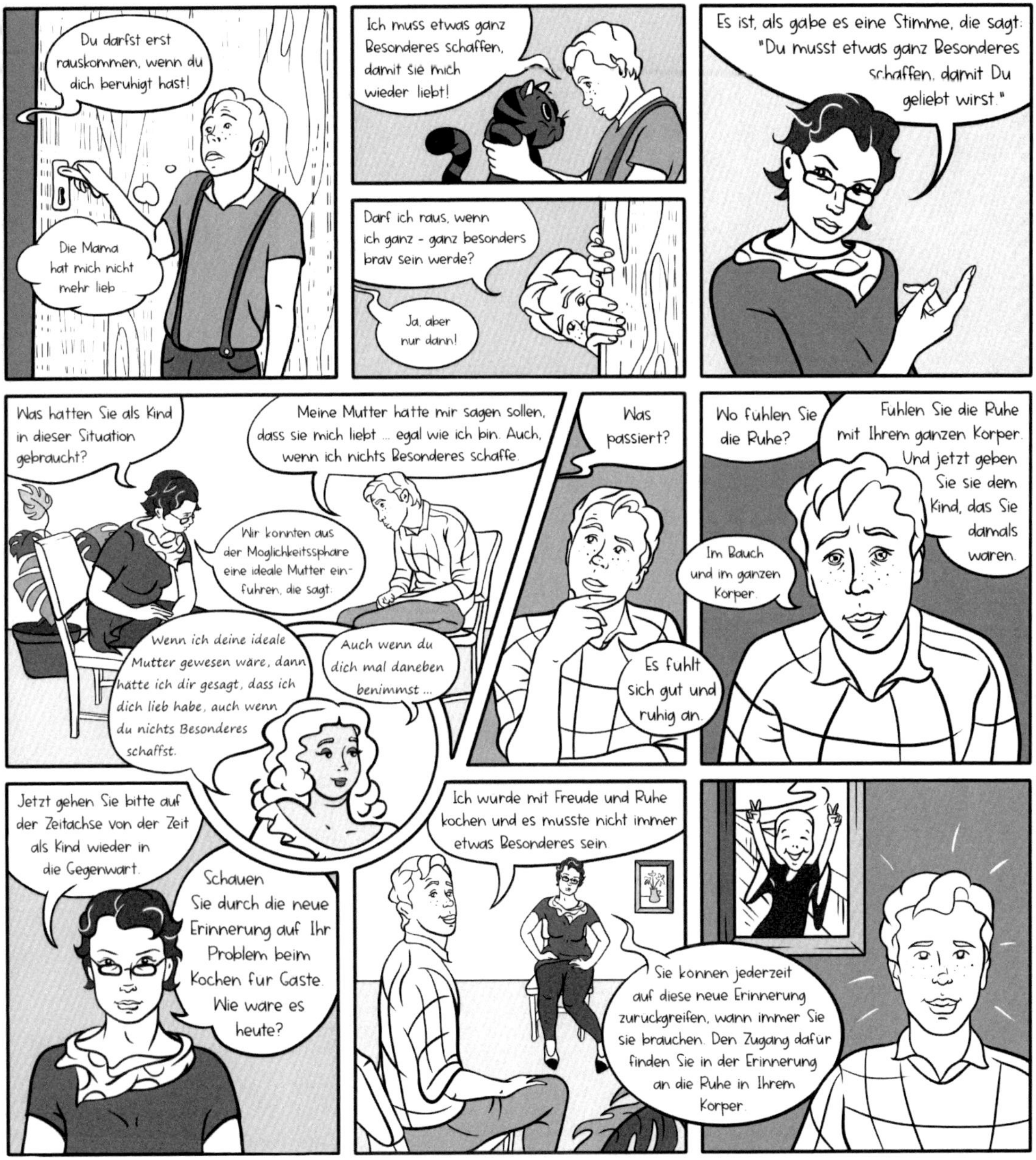

Du darfst erst rauskommen, wenn du dich beruhigt hast!
Die Mama hat mich nicht mehr lieb ...
Ich muss etwas ganz Besonderes schaffen, damit sie mich wieder liebt!
Darf ich raus, wenn ich ganz - ganz besonders brav sein werde?
Ja, aber nur dann!
Es ist, als gäbe es eine Stimme, die sagt: "Du musst etwas ganz Besonderes schaffen, damit Du geliebt wirst."
Was hätten Sie als Kind in dieser Situation gebraucht?
Meine Mutter hätte mir sagen sollen, dass sie mich liebt ... egal wie ich bin. Auch, wenn ich nichts Besonderes schaffe.
Wir konnten aus der Möglichkeitssphäre eine ideale Mutter einführen, die sagt:
Wenn ich deine ideale Mutter gewesen wäre, dann hätte ich dir gesagt, dass ich dich lieb habe, auch wenn du nichts Besonderes schaffst.
Auch wenn du dich mal daneben benimmst ...
Was passiert?
Es fühlt sich gut und ruhig an.
Wo fühlen Sie die Ruhe?
Im Bauch und im ganzen Körper.
Fühlen Sie die Ruhe mit Ihrem ganzen Körper. Und jetzt geben Sie sie dem Kind, das Sie damals waren.
Jetzt gehen Sie bitte auf der Zeitachse von der Zeit als Kind wieder in die Gegenwart.
Schauen Sie durch die neue Erinnerung auf Ihr Problem beim Kochen für Gäste. Wie wäre es heute?
Ich würde mit Freude und Ruhe kochen und es müsste nicht immer etwas Besonderes sein.
Sie können jederzeit auf diese neue Erinnerung zurückgreifen, wann immer Sie sie brauchen. Den Zugang dafür finden Sie in der Erinnerung an die Ruhe in Ihrem Körper.

abhängt, dass es sich etwas ganz besonderes ausdenkt, um sie wieder zufrieden zu stimmen. Der Klient begibt sich also in die Zeit zurück, als er ein Kind war, und damit gewissermaßen wieder in seinen kindlichen Körper. Jetzt kann die neue ideale Erinnerung aufgenommen werden, in der die ideale Mutter genau die stimmige Passform, die der Klient als Kind gebraucht hätte, für ihn bereithält. In unserem Beispiel sagt die ideale Mutter dem Klienten, dass sie ihn auch lieb hat, wenn er nichts Besonderes schafft, auch wenn er sich einmal daneben benimmt. Diese neue ideale Erinnerung wird dadurch eine Art Gegengift, ein Antidot, zu der alten, realen Erinnerung.

Diese neue Erfahrung wird dann in der Vergangenheit verankert. Das mit ihr verbundene Gefühl von Entspannung und Zufriedenheit kann jedoch im Hier und Jetzt gefühlt und ebenfalls verankert werden. Somit hat der Klient die Möglichkeit, in Zukunft eigene Bedürfnisse und Gefühle besser wahrzunehmen, zu bejahen und bei guter Verankerung besser für sich zu sorgen, da die konkrete Erfahrung und die symbolische Erfahrung durch das „Antidot" hervorgebracht wurden.

Durch die wiederholte Erinnerung an die gute, neue Erfahrung kann der Klient diese noch besser verankern. Dafür kann es hilfreich sein, die eigene Struktur aufzuzeichnen oder sich die heilenden Sätze zu notieren und durch regelmäßiges Wiederlesen und die gleichzeitige Vorstellung der guten körperlichen Erfahrung diese umso besser zu festigen.

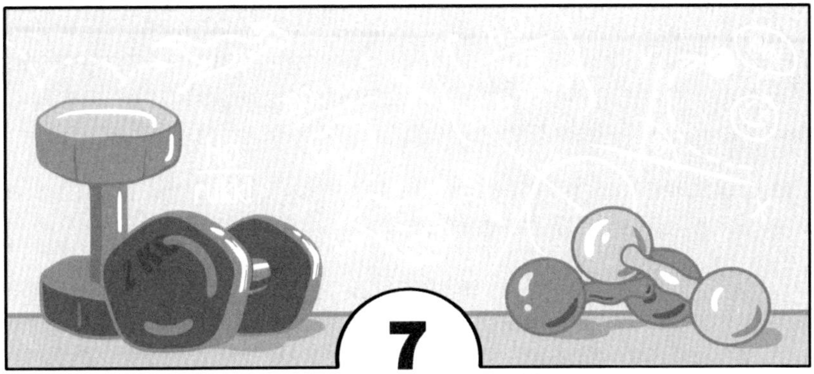

7 Strukturierte Übungen in der Pesso-Therapie

Albert Pesso und Diana Boyden haben bei der Entwicklung ihres neuen psychotherapeutischen Verfahrens die Ausdrucksmöglichkeiten und Reaktionen des Körpers sehr genau studiert. Und so wie sie ihre Tanzstudenten intensiv anleiteten, ihren Körper zu erfahren und seine Möglichkeiten zu erkunden, so leiteten sie auch die Klienten und später die Therapeuten in der Ausbildung intensiv an, ihren Körper, ihre Emotionen und Reaktionen zu beobachten, zu erkennen und zu benennen.

Viele Pesso-Gruppen beginnen wie Pesso und Boyden deshalb mit einer Anzahl von strukturierten Übungen, bei denen eine genaue Anleitung durch den Therapeuten erfolgt. Diese Übungen und ihre Erläuterungen helfen den Klienten, ihre Erfahrungen zu verstehen, zu benennen und damit ihrem Piloten zur Verfügung zu stellen. Dadurch, dass der Pilot besser erkennt und versteht, was im Körper vor sich geht, wie es sich anfühlt, wenn sich bestimmte Emotionen anbahnen, oder wie tieferliegende Probleme an der eigenen Haltung abgelesen werden können, können wir seine Fähigkeit, kontrollierend einzugreifen, deutlich erhöhen.

Die grundlegenden Übungen in der Pesso-Therapie können in drei Gruppen eingeteilt werden.

Bei den reflexiven Bewegungsübungen erfahren wir, dass unser Körper ohne willentliches Dazutun in tiefer Entspannung unsere Körperhaltung, etwa entspanntes, aufrechtes Stehen, beibehält. Wenn wir Gefahr laufen umzufallen, so steuert der Körper automatisch dagegen, ohne dass wir uns die ganze Zeit angespannt darauf konzentrieren müssen. Diese Erfahrung kann das Vertrauen in den eigenen Körper stärken, aber auch die Bewusstheit für die Anspannung in einigen Körperpartien fördern.

Bei den willentlichen Bewegungen wird die Abfolge einer einfachen, zielgerichteten Bewegung in kleine Einzelschritte aufgespalten, nämlich in Plan, Programmierung, Durchführung und Überprüfung. Die Klienten werden zum Beispiel instruiert, sich eine einfache Geste, etwa das Heben ihres Armes, erst vorzustellen und dann konzentriert durchzuführen. Die einzelnen Schritte können dann detailliert analysiert und besprochen werden, was eine Reihe interessanter Erkenntnisse und Reflexionen liefern kann, mit denen sich die Klienten besser kennenlernen können.

Was für eine Bewegung wurde etwa geplant, eine grandiose, raumgreifende oder eine schüchterne, zurückhaltende? Wie gut hat die tatsächliche Durchführung dem Plan entsprochen?

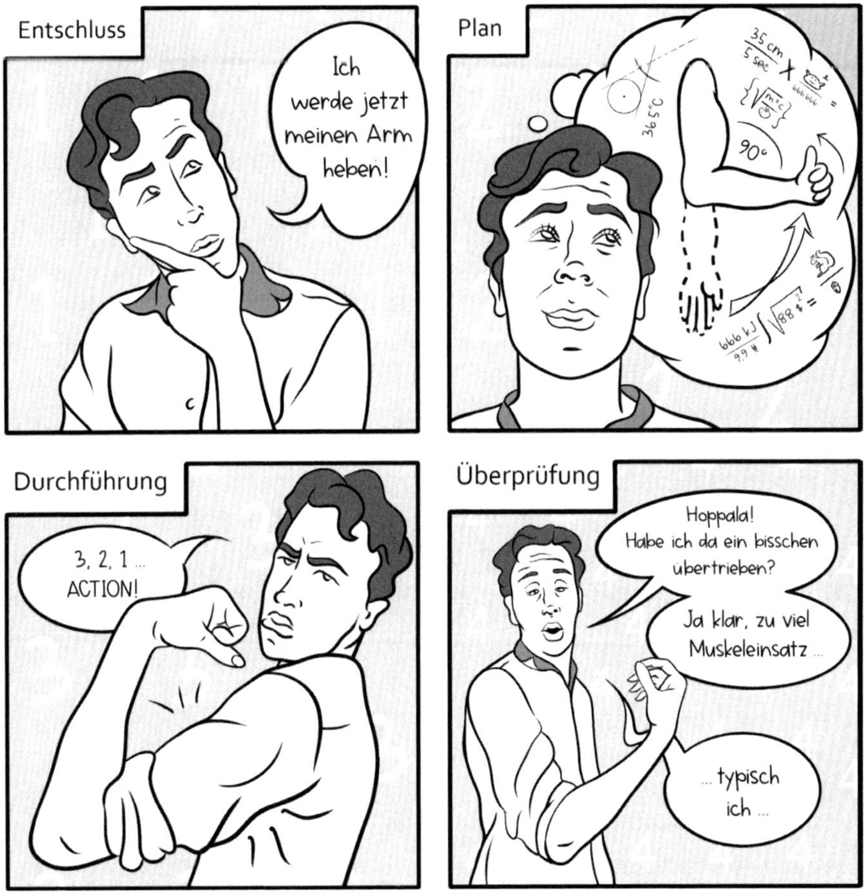
Entschluss
Ich werde jetzt meinen Arm heben!
Plan
Durchführung
3, 2, 1 … ACTION!
Überprüfung
Hoppala! Habe ich da ein bisschen übertrieben?
Ja klar, zu viel Muskeleinsatz …
… typisch ich …

Wurde vielleicht bei der Durchführung viel mehr Kraft aufgewendet, als für die Bewegung notwendig gewesen wäre? War die Bewegung verkrampft, abgehackt, fahrig oder flüssig? Die genaue Beobachtung und Ausführung der Bewegung verhilft Klienten zur Wahrnehmung und Verbesserung der Kontrolle, die sie über ihre willentliche Bewegung haben.

Bei den emotionalen Bewegungen soll der Klient schließlich beobachten, welche Emotionen mit welchen Bewegungen verknüpft sind. Dabei geht es nicht nur darum, zu verstehen, wie der eigene Körper bestimmte Emotionen zum Ausdruck bringt, sondern auch darum, zu erkennen, wie individuell verschieden der Emotionsausdruck sein kann. Beim Austausch der Erfahrung in der Gruppe wird schnell erkennbar, dass die gleiche Bewegung bei verschiedenen Klienten unterschiedliche Gefühle zum Vorschein bringt. Das Senken des Kopfes kann etwa eine ganze Reihe unterschiedlicher Gefühle zum Ausdruck bringen, von denen die meisten wohl eher negativ sind: Aus Angst oder Scham wird der Kontakt zum anderen abgebrochen. Aber es kann in anderen Kontexten auch einfach positive Erschöpfung signalisieren. Durch die emotionalen Bewegungsübungen sollen die Klienten lernen, hier fein zu differenzieren. Hier können sie die Erfahrung machen, dass der Körper die Gefühle bahnt, und erkennen, und dass eine Veränderung der Körperhaltung immer auch mit einer Veränderung der Gefühle einhergeht.

Weitere Übungen in der Pesso-Gruppe können Übungen zur kontrollierten Annährung, Akkomodationsübungen, Kreisübungen und Übungen zu den idealen Eltern sein. Alle diese Übungen schulen Klienten darin, ihre Körper- und ihre Gefühlswahrnehmung zu verbessern und durch die Rückmeldung der anderen und des Therapeuten neue Erkenntnisse über sich selbst zu gewinnen. Diese können so ausgeprägt sein, dass sie schon einen direkten therapeutischen Nutzen haben. Alle Übungen helfen, den Gruppenzusammenhalt zu fördern. Die Erfahrung, dass verschiedene Klienten bei genau der gleichen Übung unterschiedliche Emotionen, Wahrnehmungen und Erinnerungen haben, hilft dabei den Respekt für die Verschieden-

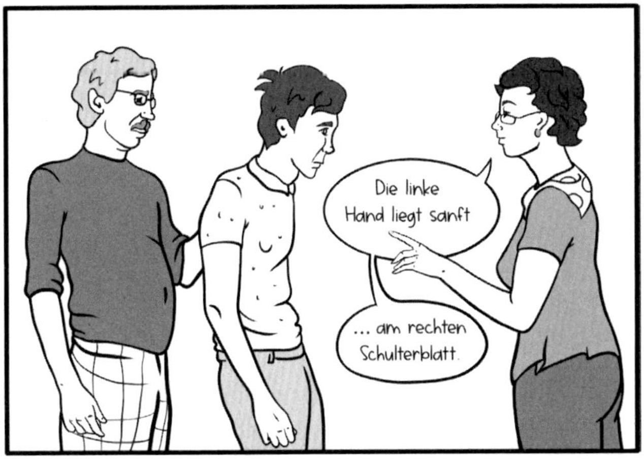

heit der Gruppenmitglieder zu stärken. Diese Übungen sind jedoch nur im Gruppentherapiesetting durchführbar, nicht in der Einzeltherapie.

Bei den Übungen zur positiven Akkomodation zum Beispiel lernen die Klienten nicht nur die eigenen Bedürfnisse besser kennen, sondern auch, „gute Rollenspieler oder Akkomodatoren" für die anderen Gruppenmitglieder zu sein. Hier können Klienten die Erfahrung machen, dass eine tatsächliche oder symbolische Befriedigung unserer Bedürfnisse im Hier und Jetzt möglich ist und dass unser Körper ganz genau weiß, wie eine Interaktion beschaffen sein muss, damit sie das eigene Bedürfnis in optimaler Weise erfüllt.

Bei dieser Übung geht ein Klient in die Rolle der „unterstützenden Figur" und lässt sich ganz genau anleiten, wie und wo zum Beispiel eine unterstützende Hand aufgelegt werden muss, damit es sich für den Klienten hilfreich und gut anfühlt. Meist wird dieser Platz am Rücken oder der Schulter sein.

Der Klient kann durch die Beobachtung genau definieren, wo es sich am besten anfühlt, wie die Hand ausgerichtet sein soll, wie der Druck ideal ist, ob die Finger geschlossen oder gespreizt sein sollen und wie sich die Hand der Form des Rückens anpassen soll. Aufgabe des Rollenspielers ist es, den Anleitungen genau zu folgen. Die übrigen Gruppenmitglieder können durch die genaue Beobachtung der Mimik das Wohlgefühl sehen, wenn das Bedürfnis nach Unterstützung in idealer Weise befriedigt wird.

Diese Übung kann noch erweitert werden, indem der Klient die Modalitäten, zum Beispiel den Druck oder auch die Haltung der Hand, verändert. Dies gibt dem Klienten die Möglichkeit, noch genauer sein Bewusstsein zu schulen, welche Art von Körperkontakt im Moment passt oder nicht.

Idealerweise lernen so die Gruppenmitglieder, als Rollenspieler genau auf die Anleitung des Klienten einzugehen, damit dieser in der Strukturarbeit genau die richtige Passform für sein Bedürfnis erhält.

Sie lernen dabei auch, auf sich selbst zu achten, damit sie die Rolle in guter Weise erfüllen können. Wenn zum Beispiel der Klient in der Rolle der „unterstützenden Figur" eine sehr unbequeme Haltung einnimmt, so kann es sein, dass er diese nicht lange ausführen kann oder dass er anfängt zu zittern. Dann kann es sein, dass der Klient, der die Unterstützung erfahren sollte, vielleicht erneut die negative Erfahrung macht, dass sein Gegenüber von seinem Wunsch überfordert ist. Die genaue Anleitung durch die Therapeutin hilft, diese Schwierigkeiten bei der positiven Akkomodation zu vermeiden.

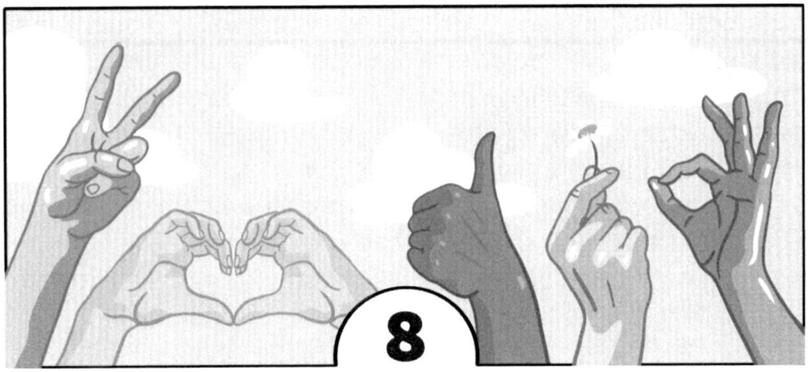

8 Praxis der Pesso-Therapie

Pesso-Therapie in der Einzel- oder Gruppentherapie

Als Pesso und Boyden begannen, mit Klienten zu arbeiten, arbeiteten sie stets auch mit Klientengruppen, die als besonders schwierig bei den behandelnden Ärzten und den Pflegeteams galten.

Auch wenn die Pesso-Therapie zu Beginn immer im Gruppensetting stattfindet, gleicht sie eher einer Einzeltherapie in der Gruppe, da der Klient immer mit dem Therapeuten allein arbeitet und die anderen Gruppenmitglieder sich still verhalten, bis sie als Rollenspieler gefragt werden. Während auch heute noch in den Kliniken die Therapiegruppen eine große Rolle spielen, so ist die Zusammenstellung einer Gruppe in einer psychotherapeutischen Praxis oft ein sehr mühevoller Prozess. Nicht nur, dass für viele Klienten der Gedanke, in einer Gruppe über ihre seelischen Probleme zu sprechen, sehr schwierig ist, auch die

Zusammenstellung einer Gruppe ist mühevoll, da sich meist mehr Frauen als Männer in eine Gruppentherapie trauen. Dieser Umstand hat Albert Pesso in den letzten Jahrzehnten bewogen, auch eine umsetzbare Form der PBSP für die Einzeltherapie zu entwickeln, indem er mit der Kraft der Imagination und auch mit Hilfsmitteln arbeitet, die die körperliche Erfahrung für den Klienten ermöglicht. Dabei übernehmen geeignete Hilfsmittel wie Kissen, Decken, Sitzsäcke die Rolle einer Figur, je nachdem, was für den Klienten annehmbar und hilfreich ist.

Nach meiner Erfahrung ist in einer Gruppentherapie die intensivere Form der Erfahrung möglich, aber da diese Gruppen nicht überall angeboten werden oder nicht alle Klienten bereit dafür sind, kann die Einzeltherapie eine geeignete Form sein, mit diesem körperorientierten Verfahren die eigenen Ressourcen zu erschließen.

Wer kann von der Pesso-Therapie profitieren, wer nicht?

Grundsätzlich können alle Klienten von der Pesso-Therapie profitieren, die gewillt sind, sich mit den schmerzlichen Anteilen in ihrer Vergangenheit auseinanderzusetzen und über eine ausreichende Stärke ihres Piloten verfügen, damit sie den Therapieprozess mitsteuern können. Klienten, die an seelischen Erkrankungen leiden, die zu gehäuften Dissoziationen, also Abspaltungen von Gefühlen oder Wahrnehmung der Gegenwart führen, profitieren erst dann von der Pesso-Therapie, wenn sie gelernt haben, auch in sehr belastenden Momenten im Hier und Jetzt zu bleiben. Erkrankungen, die mit Wahnvorstellungen einhergehen, sind ebenfalls nicht für die Pesso-Therapie geeignet, zumindest solange, bis die Wahnvorstellungen nicht verschwunden sind. Dasselbe gilt für Suchterkrankungen. Hier benötigt der Klient erst einen Suchttherapie, die ihn befähigt, auch in schwierigen Situationen abstinent zu sein.

Die Pesso-Therapie ist jedoch nicht nur als ein Psychotherapieverfahren für Klienten geeignet. Sie kann in entscheidender Weise zu einer größeren Selbsterkenntnis und Zufriedenheit im eignen Leben beitragen, auch ohne dass der Klient an einer seelischen Erkrankung leidet. Diese Erfahrung machen alle Therapeuten in der Ausbildung zur Pesso-Therapie, und diese Erfahrung konnte auch ich machen, denn es gibt im Leben eines jeden Menschen Situationen, in denen er nicht die geeignete Passform für sein genetisches Potenzial erhalten hat. Dies im späteren Leben noch zu erhalten und dann aus der neuen Erfahrung angemessener und beglückender zu handeln, schenkt größere Ruhe und Zufriedenheit mit sich selbst und verbessert oft den Umgang mit den anderen.

Wichtige Informationsmöglichkeiten zur Pesso-Therapie und zur Therapeutensuche

Am einfachsten können Klienten in Deutschland geeignete Therapeuten auf der Internetseite der Arbeitsgemeinschaft für Pesso-Therapie finden: **www.pesso-therapie.de**

Auf dieser Seite finden sich die wichtigsten Erläuterungen in knapper, verständlicher Form, Literatur-, Artikel- und Videohinweise und auch Informationen zur Pesso-Therapieausbildung. Für Klienten sicherlich sehr interessant sind auch die Erfahrungsberichte anderer Klienten, die an einer Pesso-Therapie teilgenommen haben.

Auf dieser Seite werden auch Gruppenangebote veröffentlicht, sodass bei Interesse auch das Kennenlernen der Pesso-Therapie in einem Workshop möglich ist.

Klienten in Österreich können sich auf der Website: **www.koerpertherapie-vorarlberg.at** informieren, wobei die Seminare in Deutschland sicherlich auch von Interesse sein können.

Auf der englischsprachigen, offiziellen PBSP-Seite finden interessierte Leser nicht nur weitere wertvolle Informationen, sondern auch Originalaufnahmen von Albert Pessos eigenen Strukturen und Erklärungen: **www.pbsp.com**

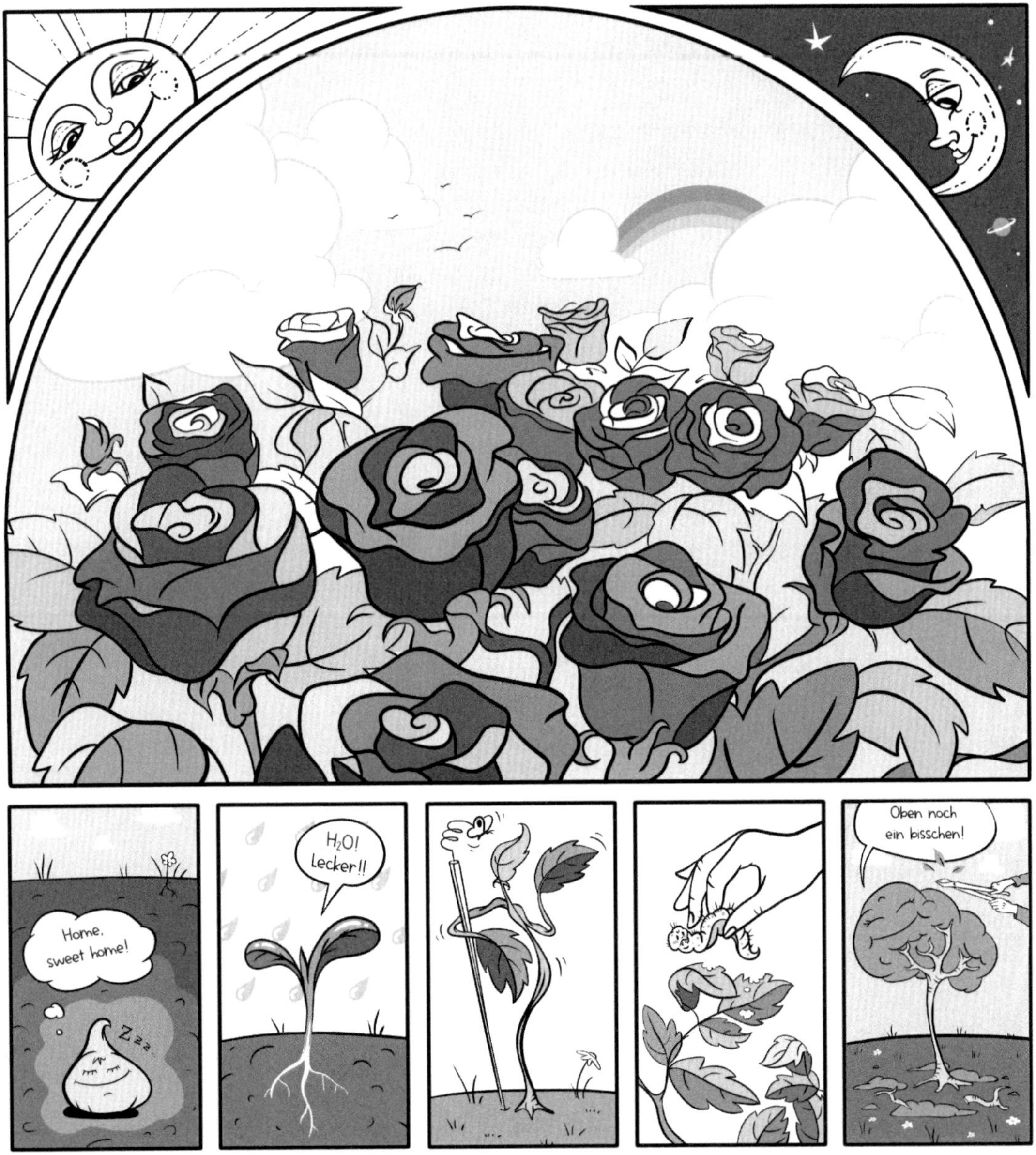
Home, sweet home!
Zzz
H2O! Lecker!!
Oben noch ein bisschen!

Über die Autoren

Dr. Uta Noichl Fachärztin für Allgemeinmedizin und Psychotherapie. Nach meiner Ausbildung zur tiefenpsychologisch fundierten Psychotherapeutin erweiterte ich meine Kenntnisse durch die Ausbildung in Transaktionsanalyse, EMDR und Gruppentherapie. Bei einem Pesso-Einführungsworkshop bei Leonhard Schrenker auf einem CIP-Kongress begeisterte mich der körperorientierte Ansatz der Pesso-Therapie sehr, und diese Faszination hat sich bei der Ausbildung zur Pesso-Therapeutin verstärkt. Albert Pesso und Lowjis Perkin waren am CIP in München meine Ausbilder und ich habe sowohl therapeutisch als auch persönlich von dieser Zeit sehr profitiert. PBSP verwende ich sowohl in der Gruppen- als auch in der Einzeltherapie mit sehr guten Ergebnissen und die Patienten machen mit diesem Verfahren oft einen großen Schritt in ihrer Therapie und in ihrem Leben.

Veronika Szücs hat Kunstgeschichte und Indologie in Budapest und Wien, dann Bildende Kunst und Philosophie in Wien, schließlich Comic und Illustration in Bologna studiert. Sie ist Illustratorin, Autorin und bildende Künstlerin.

Maximilian Noichl studiert Wissenschaftsphilosophie und Psychologie in Wien.

Literatur

Bachg, Michael. 2006. Die Kreation körperbasierter synthetischer Erinnerungen in Pesso Boyden System Psychomotor (PBSP). *PiD - Psychotherapie im Dialog 7* (2): 164–68.

Pesso, Albert. 1969. *Movement in Psychotherapy.* New York: New York University Press.

Pesso, Albert und Crandell, John, Hrsg. 2005. *Moving Psychotherapy: Theory and Application of Pesso System/Psychomotor Therapy.* Princeton, N.J.: Brookline Books.

Pesso, Albert, Lowijs Perquin, Barbara Fischer-Bartelmann, und Serge K. D. Sulz. 2008. *Die Bühnen des Bewusstseins: [oder: Werden, wer wir wirklich sind]; PBSP - ein ressourcenorientierter, neurobiologisch fundierter Ansatz der Körper-, Emotions- und Familientherapie.* München: CIP-Medien.

Schrenker, Leonhard. 2008. *Pesso-Therapie: Das Wissen zur Heilung liegt in uns: PBSP als ganzheitliches Verfahren einer körperorientierten Psychotherapie.* Leben lernen 216. Stuttgart: Klett-Cotta.

Schrenker, Leonhard, und Barbara Fischer-Bartelmann. 2003. Pesso Boyden System Psychomotor (PBSP). *Psychotherapie 8* (2): 306–14.

Winnette, Petra, und Baylin, Jonathan. 2017. *Working with traumatic memories to heal adults with unresolved childhood trauma: neuroscience, attachment theory and Pesso Boyden system psychomotor psychotherapy.* London: Jessica Kingsley.